Reinraumtechnik

Anwendung in der Medizin

Herausgegeben von

WERNER SATTEL und HANS-JÜRGEN PEIPER

Unter Mitwirkung von

R. BERENDT   K. BOTZENHART   K. BRACHT
L. I. DOOREN   G. KRAMER
H.-J. PEIPER   W. SATTEL   K. SCHOEPPE
H.-J. STRAUSS   I. M. VOSSEN
D. VAN DER WAAIJ   H. U. WANNER

Mit 78 Abbildungen und 12 Tabellen

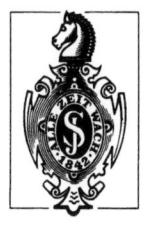

Springer-Verlag
Berlin Heidelberg New York 1977

ISBN-13: 978-3-540-08409-9   e-ISBN-13: 978-3-642-81173-9
DOI: 10.1007/ 978-3-642-81173-9

Library of Congress Cataloging in Publication Data Main entry under title Reinraumtechnik Anwendung in der Medizin Bibliography p Includes index 1 Laminar flow clean rooms 2 Operating rooms 3 Isolation (Hospital care) I Sattel, W , 1932 — II Peiper, H.-J , 1925 — RA969 43 R44 617' 917 77-21402

Das Werk ist urheberrechtlich geschützt Die dadurch begründeten Rechte, insbesondere die der Übersetzung, des Nachdruckes, der Entnahme von Abbildungen, der Funksendung, der Wiedergabe auf photomechanischem oder ähnlichem Wege und der Speicherung in Datenverarbeitungsanlagen bleiben, auch bei nur auszugsweiser Verwertung, vorbehalten Bei Vervielfältigungen für gewerbliche Zwecke ist gemäß § 54 UrhG eine Vergütung an den Verlag zu zahlen, deren Höhe mit dem Verlag zu vereinbaren ist

© by Springer-Verlag Berlin Heidelberg 1977
Softcover reprint of the hardcover 1st edition 1977

Die Wiedergabe von Gebrauchsnamen, Handelsnamen, Warenbezeichnungen usw in diesem Werk berechtigt auch ohne besondere Kennzeichnung nicht zu der Annahme, daß solche Namen im Sinne der Warenzeichen- und Markenschutz-Gesetzgebung als frei zu betrachten waren und daher von jedermann benutzt werden durften

2123/3140-543210

Vorwort

Erkenntnisse der Reinraumtechnik aus dem US-Raumfahrtprogramm der sechziger Jahre fanden 1965 zuerst Eingang in die operative Medizin. Durch Verwendung des "Laminar flow", einer parallelen, turbulenzarmen Verdrängungsströmung und der Luftfiltration durch sogenannte HOSCH-(Hochleistungsschwebstoff-)Filter wurde es erstmals möglich, die Luftkeimzahlen in Operationssälen ganz erheblich zu senken. Das Prinzip der Reinraumtechnik kam in der Folgezeit zunehmend beim künstlichen Gelenkersatz, in der operativen Frakturenbehandlung, aber auch bei Verbrennungskranken und abwehrgeschwächten Patienten zur Anwendung. Die Gefahr einer Wundinfektion ist ganz besonders bei diesen Patientengruppen von weitreichender Bedeutung und läßt daher jede Bemühung gerechtfertigt erscheinen, diesen Risikofaktor zu verringern. Von den möglichen Wegen bakterieller Wundverunreinigung stellt die aerogene Kontamination ein bisher noch nicht befriedigend gelöstes Problem dar. Dies gilt auch für moderne Operationssäle mit konventionellen Belüftungssystemen.

Nachdem „Reine Räume" sich längst in der pharmazeutischen und elektronischen Industrie bewährt hatten, wo eine Staubfreiheit durch raschen Abtransport von Partikeln das erwünschte Ziel darstellte, mußte eine Übertragung dieses Prinzips in verschiedene Bereiche der Medizin, insbesondere aber der operativen Disziplinen, mit dem Ziel einer weitgehenden Keimverminderung erfolgversprechend erscheinen, da Mikroorganismen das gleiche bewegungsphysikalische Verhalten wie Staubteilchen aufweisen.

Die in den Vereinigten Staaten begonnene Entwicklung wurde sehr bald in Europa von BÖHLER in Linz (1969), WEBER in St. Gallen (1970) und MÜLLER in Bern (1971) aufgegriffen. Diesen Kollegen verdanken wir erste wertvolle Anregungen, die Anlaß zu eigenen experimentellen und klinischen Untersuchungen waren.

Beim Neubau zentraler Operationsabteilungen und anläßlich der Modernisierung bereits bestehender operativer Arbeitsstätten, aber auch im Bereich anderer Einrichtungen mit hohen Anforderungen an die Asepsis werden zunehmend die Möglichkeiten der Reinraumtechnik in Erwägung gezogen, wenn auch das verfügbare Informationsmaterial nur begrenzt ist und Erfolgsberichte bisher kaum vorliegen. Deshalb erschien es den Herausgebern lohnend, zum jetzigen Zeitpunkt einen vorläufigen Überblick über den heutigen Stand der Technik und Entwicklung zu geben und einer breiteren Öffentlichkeit vorzustellen.

Die vorliegende Zusammenstellung kann noch keine abschließende Wertung der Reinraumtechnik in der Medizin erbringen, soll aber bereits gesicherte Fakten herausstellen. Noch ist die Entwicklung stark in Fluß, weshalb auf eine Wertung der verschiedenen, heute zur Verfügung stehenden technischen Systeme bewußt verzichtet wurde. Über die Bearbeitung wichtiger Teilaspekte versicherten wir uns kompetenter Sachkenner. Ihnen gilt unser ganz besonderer Dank. Dem Springer-Verlag sind wir für die Ausstattung des Buches und das besondere Verständnis bei der Drucklegung sehr verbunden.

Göttingen, Juni 1977　　　　　　　　　　　　　　　　　　　　WERNER SATTEL
　　　　　　　　　　　　　　　　　　　　　　　　　　　　　HANS-JÜRGEN PEIPER

Inhaltsverzeichnis

1. Das Laminar-Flow-System. Turbulenzarme Verdrängungsströmung . 1
1.1. Strömungstechnische und luftfiltertechnische Grundlagen der LF-Reinraumtechnik. Von H.-J. STRAUSS 1
1.2. Geschichtliche Entwicklung der LF-Reinraumtechnik. Von K. BRACHT und W. SATTEL 33
1.3. Laminar-Flow-Systeme in der Chirurgie. Von K. BRACHT und W. SATTEL 40

2. Experimentelle und klinische Untersuchungen in Laminar-Flow-Systemen. Von W. SATTEL und H.-J. PEIPER 54
2.1. Fallstrom-Systeme 54
2.2. Querstrom-Systeme 55
2.3. Klinisch-experimentelle Untersuchungen 57

3. Auswirkungen auf die Operationsraum-Planung. Von K. SCHOEPPE und W. SATTEL 58

4. Auswirkungen auf die Organisation in LF-Räumen und LF-Kabinen. Von W. SATTEL, H.-J. PEIPER und R. BERENDT 71
4.1. Operationskleidung 71
4.2. Helmsysteme 73
4.3. Reinraumgerechtes Verhalten 78

5. Beurteilung von LF-Operationsräumen 81
5.1. Technik des Keimnachweises in Laminar-Flow-Operationsräumen. Von K. BOTZENHART und H. U. WANNER 81
5.2. Betrieb und Wartung von Laminar-Flow-Anlagen. Von K. BOTZENHART, R. BERENDT und W. SATTEL 89

6. Anwendung der LF-Reinraumtechnik in der Intensivpflege 92
6.1. Verbrennungskranke. Von G. KRAMER 92
6.2. Laminar-Flow-Isolatoren für die Behandlung von Patienten mit verminderter Infektionsresistenz: Tierversuche und klinische Anwendungen. Von D. VAN DER WAAIJ, I. M. VOSSEN und L. I. DOOREN 102

7.	Begriffe der Reinraumtechnik. Von H.-J. STRAUSS	122
8.	LF-Raum-im-Raum- und Total-Raum-Installationen (bis 1. 11. 1975). Von W. SATTEL	130
9.	Hinweise auf Richtlinien, Normen und Empfehlungen für Operationsräume und LF-Anlagen. Von H.-J. STRAUSS	133
10.	Literaturverzeichnis	134
11.	Stichwortverzeichnis	142

Autorenverzeichnis

R. BERENDT, Postfach 25, D-4711 Bork

Privat-Dozent Dr. med. K. BOTZENHART, Hygiene-Institut der Universität Bonn, Venusberg, D-5300 Bonn

K. BRACHT, Delbag-Luftfilter GmbH, Schweidnitzer Straße 11—16, D-1000 Berlin 31

M.D. L. I. DOOREN, Laboratorium voor Medische Microbiologie R.v., Oostersingel 59, Groningen/Niederlande

Dr. med. G. KRAMER, Direktor der Unfallchirurgischen Klinik, Münsterstraße 240, D-4600 Dortmund

Prof. Dr. med. H.-J. PEIPER, Direktor der Klinik und Poliklinik für Allgemeinchirurgie, Goßlerstraße 10, D-3400 Göttingen

Privat-Dozent Dr. med. W. SATTEL, Oberarzt an der Klinik und Poliklinik für Allgemeinchirurgie, Goßlerstraße 10, D-3400 Göttingen

Dipl.-Ing. K. SCHOEPPE, HWP, Rotenbergstraße 8, D-7000 Stuttgart

Dr. Ing. H.-J. STRAUSS, CEAG, Münsterstraße 231, D-4600 Dortmund

I. M. VOSSEN, Laboratorium voor Medische Microbiologie R.v., Oostersingel 59, Groningen/Niederlande

Dr. med. D. VAN DER WAAIJ, Laboratorium voor Medische Microbiologie, R.v., Oostersingel 59, Groningen/Niederlande

Privat-Dozent Dr. med. H. U. WANNER, Eidgenössische Technische Hochschule Zürich, Institut für Hygiene und Arbeitsphysiologie, Clausiusstraße 25, CH-8006 Zürich

1. Das Laminar-Flow-System

Turbulenzarme Verdrängungsströmung

1.1. Strömungstechnische und luftfiltertechnische Grundlagen der LF-Reinraumtechnik

(H.-J. STRAUSS)

Einleitung

Die in 1.2 beschriebene Entwicklung der LF-Reinraumtechnik setzt voraus, daß die Luft beim Durchgang durch Luftfilter von Verunreinigungen befreit wird, und daß diese derart gereinigte Luft so durch den „Reinen Raum" strömt, daß die im Raum freigesetzten Verunreinigungen wirksam ausgespült werden. Um diese Vorgänge phänomenologisch und quantitativ zu beschreiben, wird in Abschnitten über Luftverunreinigungen und ihre Bestimmung, über Luftfilter in Theorie und Praxis, über Raumströmungen und damit verbundene Probleme sowie über Betrieb und Wartung von reinraumtechnischen Anlagen berichtet.

Luftverunreinigungen

Die für die Belüftung irgendwelcher Objekte maßgebenden Verunreinigungen können sowohl mit der Außenluft aus der freien Atmosphäre stammen, als auch aus dem belüfteten Objekt selbst. Dabei können alle drei Aggregatzustände, nämlich fest — Staub —, flüssig — Nebel — und gasförmig — luftfremde Gase — auftreten. Die Quellen dieser Verunreinigungen sind dabei natürlicher Art [Vulkane, Wüsten- und Erosionsgebiete, Brandungen (therapeutisch: Solenebel und Salzaerosol)] oder auch Radiumquellen und Erdspalten (therapeutisch: Emanation), sie können auch auf den Menschen und seine Technik zurückgehen [Kraftwerke, Metallschmelzen, Verbrennungskraftmaschinen (Stickoxide!) oder Geruchsquellen in vielen Gewerbebereichen] Für die Anforderungen der Reinraumtechnik dürfen nach dem derzeitigen Stand des Wissens luftverunreinigende Dämpfe und Gase unberücksichtigt bleiben. Es ist ausreichend, wenn sich die Beachtung allein auf partikelförmige Luftverunreinigungen beschränkt.

Die Verteilung von partikelförmigen Luftverunreinigungen wird durch das sich einstellende Gleichgewicht der Emissionen aus den Verunreinigungsquellen und deren räumliche Verteilung, dem Wettergeschehen und der Selbstreinigung

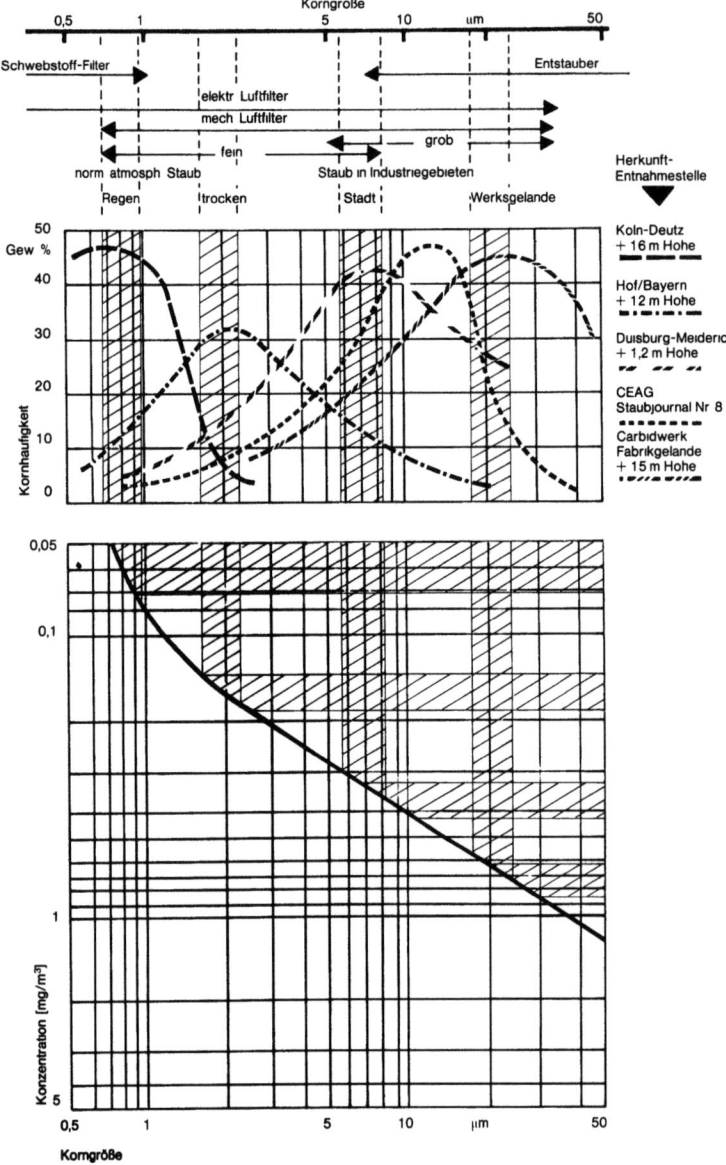

Abb. 1. Massebezogene Partikelgrößenverteilung an verschiedenen Orten und bei verschiedener Wetterlage

der Atmosphäre durch Sedimentation mit oder ohne vorherige Agglomeration oder durch „Abregnen" (die Partikel wirken als Kondensationskerne) — sie werden der Kern eines Regentropfens — gegeben. Es stellen sich relativ konstante Werte für die Partikelkonzentration und die Partikelgrößenverteilung ein (die naturgemäß nur im zeitlichen Mittel gefunden werden), die — wetterabhängig — die Immission bestimmen. Die Partikelkonzentration, bewertet nach der Masse,

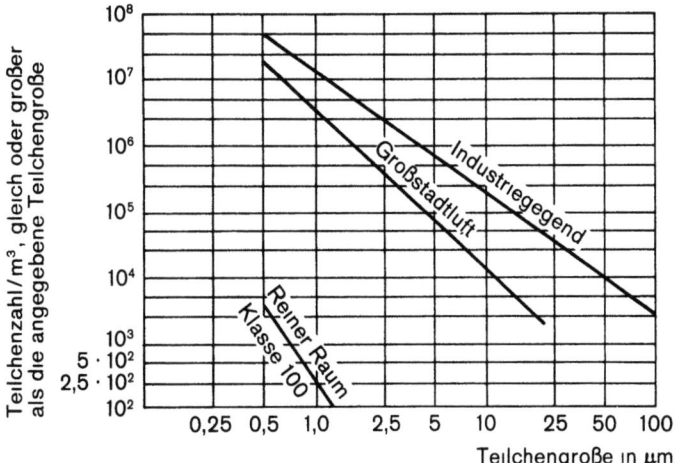

Abb. 2. Partikelbezogene Partikelgrößenverteilung (Summenhaufigkeit) nach JUNGE für Großstadtluft, Innenluft klimatisierter Gebäude und Innenluft reinraumtechnischer Anlagen

also die Staubkonzentration in Milligramm pro Kubikmeter Luft, hat WALTER [173] gemessen und die Korngrößenverteilung der dabei gefundenen Stäube bestimmt (Abb. 1). Er fand eine (zu erwartende) Zunahme der Massekonzentration des Staubes mit fortschreitender Urbanisierung und Industrialisierung. Gleichzeitig verschiebt sich mit steigender Massekonzentration das Maximum der Partikelgrößenverteilung, nach Masse bewertet, zu gröberen Partikeln hin (Abb. 1). JUNGE untersuchte die nach Partikelzahl bewertete Verteilung der Partikelgrößen (Abb. 2). Dabei fand er oberhalb eines Partikeldurchmessers von 0,1 µm ein Verteilungsgesetz, nach dem die Anzahl aller Partikel mit einem Durchmesser gleich oder größer einem Bezugsdurchmesser proportional diesem Bezugsdurchmesser hoch einem Exponenten ist, der zwischen $-2,5$ und -4 liegt. In doppeltlogarithmischer Darstellung ergibt sich damit eine Gerade mit einer Steigung zwischen $-2,5$ und 4; im allgemeinen wird eine Steigerung von -3 angesetzt. Bei der Übertragung der Junge-Verteilung von der Bewertung nach Partikelzahl auf eine Massebewertung dürfte sich kein Maximum ergeben. Das widerspricht den Ergebnissen der Untersuchung von WALTER [173]. Hier offenbaren sich die meßtechnischen Schwierigkeiten solcher Bestimmungen, besonders wenn — wie WALTER es vornahm — die Massebewertung mit der Sedimentationsanalyse nach ANDREASEN vorgenommen wurde, die unterhalb eines Partikeldurchmessers von 2 µm bereits mit erheblichen Meßfehlern behaftet ist (ganz abgesehen davon ist es unsicher, ob der Feinanteil des Staubes wieder so dispergiert werden kann, daß die ursprüngliche Verteilung annähernd erreicht wird).

Wird von einem Partikeldurchmesser gesprochen, muß definiert werden, was als Partikeldurchmesser verstanden werden soll, da ein beliebiges Partikel sicher keine Kugelform besitzt. Im Bereich des Staubes ist der Partikeldurchmesser durch einen Äquivalentdurchmesser festzulegen. Bei der Feinheitsbestimmung technischer Stäube (s. Abb. 3) hat es sich als zweckmäßig erwiesen, die Sinkgeschwindigkeit nach Stokes als Meßgröße zu verwenden und abgeleitet aus der

Stokes-Geschwindigkeit den Partikeldurchmesser gleich

— dem Durchmesser einer Kugel gleicher Dichte zu setzen, wobei die Kugel die gleiche Fallgeschwindigkeit wie das betrachtete Partikel hat (Stokes-Durchmesser).

Diese Stokes-Geschwindigkeit ist im Bereich der Stokes-Durchmesser von etwa 1 μm bis 100 μm gegeben durch (unter Vernachlässigung des Auftriebs)

$$w_{st} = \frac{\varrho}{18\eta} \cdot g \cdot d_{st}^2$$

mit ϱ der Partikeldichte, η der dynamischen Zähigkeit, g der Erdbeschleunigung und d_{st} dem Stokes-Durchmesser des Partikels. Für die Partikeldichte 1000 kg m^{-3} (= Wasser) und für den Fall in Luft von 20° C ergibt sich

$$w_{st} = 3 \cdot 10^{-5} \cdot d_{st}^2 ,$$

wenn d_{st} in Mikrometern gemessen wird. Diese in der Staubtechnik übliche Definition versagt in der Reinraumtechnik insbesondere deshalb, weil die Meßunsicherheit im Bereich der für die Reinraumtechnik interessanten Partikeldurchmesser sehr stark anwächst. Darüber hinaus ist der zum Bestimmen der Sinkgeschwindigkeit notwendige Aufwand erheblich. Im Regelfall muß eine Staubprobe auf einem Filter gesammelt und zum Bestimmen der Sinkgeschwindigkeit in eine Sedimentationsflüssigkeit überführt werden (nur in den seltensten Fällen ist es möglich, die Fallgeschwindigkeit eines Partikels etwa an der Neigung seiner Flugbahn in einem horizontalen, turbulenzfreien Luftstrom direkt zu messen, für die Reinraumtechnik ergeben sich aber aus der Stokesschen Fallbewegung Möglichkeiten, die Partikelbewegung abzuschätzen).

Einfacher scheint es zu sein, die gesammelte Staubprobe direkt unter dem Mikroskop zu betrachten. Bei der Durchmusterung einer derartigen Staubprobe ist es zweckmäßig, ein Filter zu haben, das auf der Oberfläche abscheidet und somit direkt als Objektträger benutzbar ist. Diese Eigenschaften haben die verschiedenen Membranfilter. Eine mögliche Definition der Partikelgröße wäre hier, den „Partikeldurchmesser" gleich

— der größten Längserstreckung des Partikels in seiner zufälligen Lage anzusetzen.

Diese Definition würde jedoch zu einer erheblichen Überbewertung von Fasern führen. Eine andere mögliche und auch in der Praxis brauchbare Definition setzt den Partikeldurchmesser gleich

— dem Durchmesser des Kreises, dessen Fläche gleich der Projektionsfläche des betrachteten Partikels ist.

Diese Definition verlangt das Schätzen der Partikelfläche und des Durchmessers eines Kreises mit gleicher Fläche. Es wird auch hier eine erhebliche, u. U. subjektive, Streuung und damit auch eine entsprechende Fehlerbreite bei der

Strömungstechnische und luftfiltertechnische Grundlagen der LF-Reinraumtechnik 5

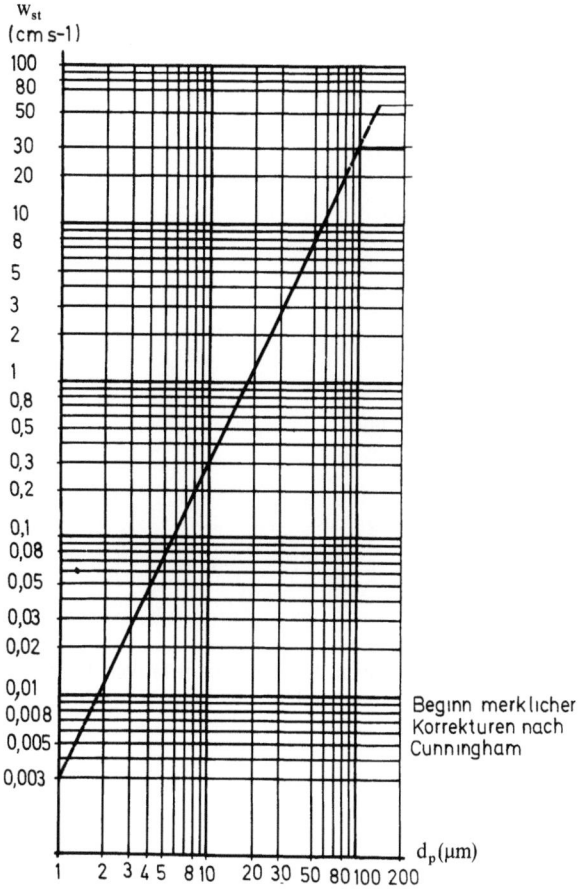

Abb. 3 Stokes-Geschwindigkeit von Partikeln mit einer Dichte entsprechend der des Wassers in Luft (20° C, 1 bar; oberhalb etwa 80 µm und unterhalb etwa 2 µm gilt das Stokes-Gesetz nur in Näherung)

Bestimmung in Kauf zu nehmen sein. Der subjektive Einfluß kann durch objektive Bildbewertung (Mikroskop — Fernsehkamera — Teilchenanalyse) im angeschlossenen Rechner (Abb. 4) und damit auch die Dunkel-/Hell-Impulslängen einer Partikelgrößenbewertung — Anzeige auf dem Monitorschirm bzw. Ausdrucken des Ergebnisses — unterdrückt werden. Jedoch bedingt auch dieses Verfahren noch eine Probeentnahme auf einen Träger und es liefert keine Sofortanzeige, die besonders bei kritischen Prozessen, die unter den Bedingungen der Reinraumtechnik ablaufen sollen, von Interesse sind. Dieses Bedürfnis nach einer Sofortanzeige ließ ein Meßverfahren aufkommen, bei dem das Aufleuchten eines einzelnen Staubpartikels, das stark beleuchtet wird, ausgenutzt wird (Sonnenstäubchen im verdunkelten Zimmer, in den durch ein Loch in der Verdunkelung Sonnenlicht als „Strahl" einfällt). Am zu untersuchenden Arbeitsplatz wird eine Luftprobe entnommen; diese Luftprobe wird direkt einem Meßvolumen zugeführt und als Strahl durch dieses Meßvolumen gesaugt. Von einer Lichtquelle wird dieses Meß-

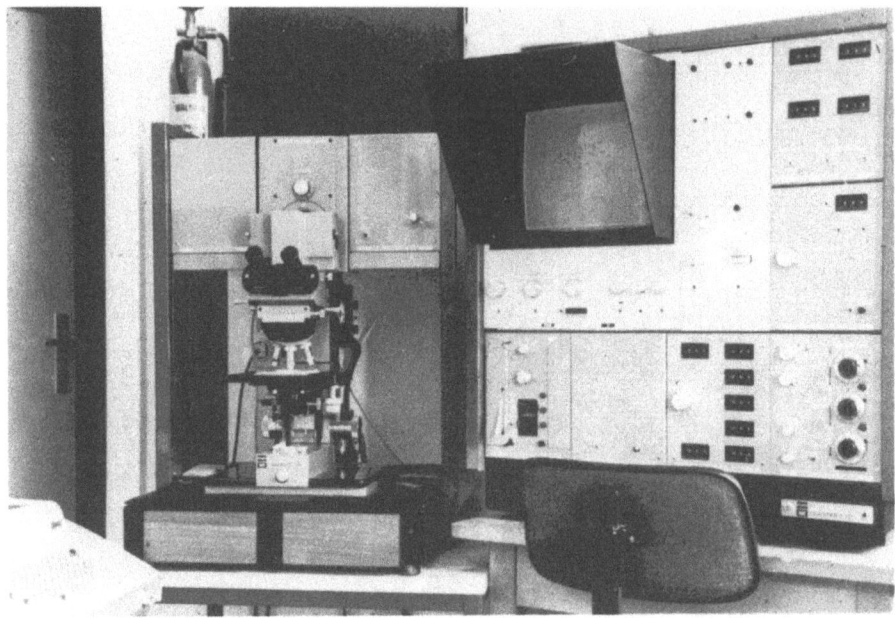

Abb 4. Arbeitsplatz zum Auswerten von Luftstaubproben mit dem quantitativen Fernseh-Mikroskop Quantimet 720 im Bereich gewerbe-hygienischer Untersuchungen (nach RIEDIGER [129])

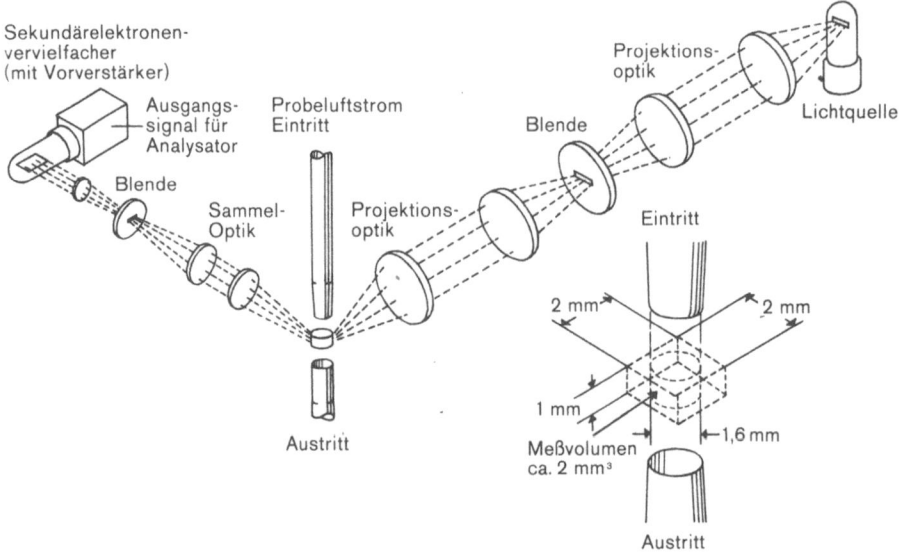

Abb. 5 Streulicht-Partikelzähler; Beleuchtungs-System und Streulichtempfänger (schematisch)

Strömungstechnische und luftfiltertechnische Grundlagen der LF-Reinraumtechnik

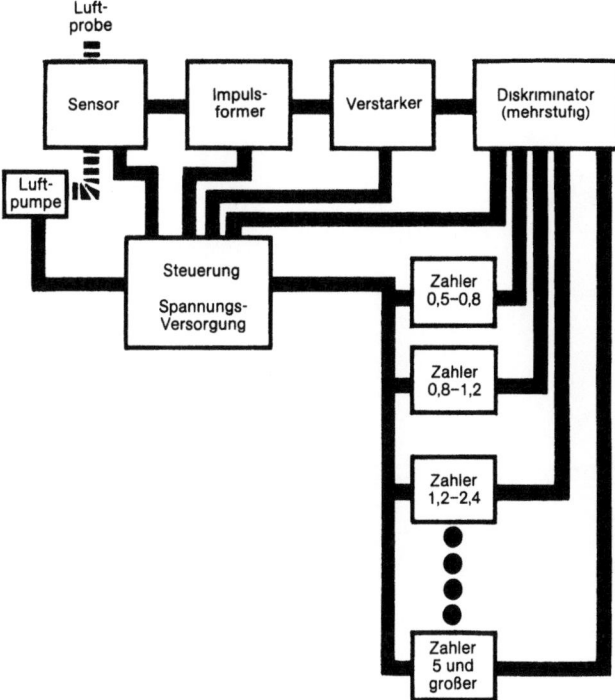

Abb. 6 Blockschaltbild eines Mehrkanal-Partikelzählers

volumen über eine Projektionsoptik (ähnlich dem Mikroskop) (Abb. 5) beleuchtet. Jedes Partikel, das mit hoher Geschwindigkeit durch dieses Meßvolumen fliegt, markiert sich als Lichtblitz, der vorwiegend durch Lichtstreuung hervorgerufen wird. Da die Intensität eines Lichtblitzes ein Maß für die Partikeloberfläche ist, kann auch hier mit einer Kugel verglichen werden, und es ergibt sich die Definition der Partikelgröße, nach der der Partikeldurchmesser gleich

— dem Durchmesser einer Latexkugel zu setzen ist, die die gleiche Streulichtintensität erzeugt wie das betrachtete Partikel.

Jeder Streulichtblitz wird von einem Sekundär-Elektronen-Vervielfacher aufgenommen, vorverstärkt und einer Elektronik zugeleitet, die die Impulse formt, ihre Höhe als Maß für die Streulichtintensität bewertet und sie den einzelnen Zählern zuleitet, in denen die Partikelzahlen für die einzelnen (vorgewählten) Partikeldurchmesser gezählt werden (Abb. 6 u. 7). Die dazu benutzten Geräte — Partikelzähler — können direkt eine Partikelgrößenverteilung liefern, sie können auch eine Augenblicksanzeige für die Partikelkonzentration geben. Da sie besonders im Bereich unter 1 µm eine gute Auflösung der Partikelgrößen aufweisen, haben sie sich in der Reinraumtechnik eingeführt. Die Zuordnung der Partikelgröße nach der Definition erfordert ein Kalibrieren des Zählers. Dazu dienen Polystyrol-Latex-Suspensionen, deren Kügelchen mit hinreichender Genauigkeit unter dem Mikroskop vermessen werden können. Nach Versprühen der verdünn-

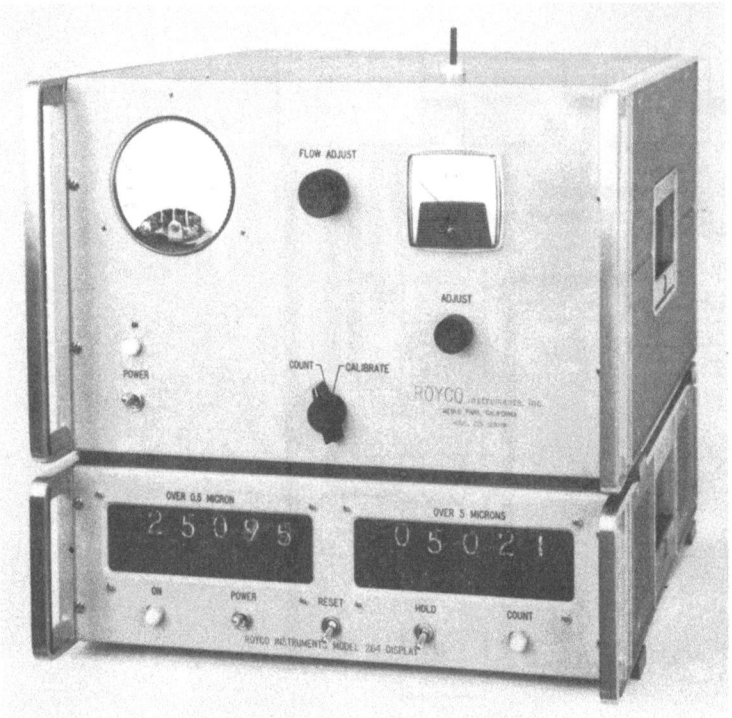

Abb. 7. Partikelzähler Typ Royco Modell 220 mit 2 Zählkanälen

ten Suspension (in jedem Tröpfchen soll ein Latex-Kügelchen sein!) und Trocknen der Tröpfchen entsteht ein Aerosol, das (vorwiegend) einzelne Latex-Kügelchen enthält. Mit Hilfe verschiedener Latices mit unterschiedlichen Latexkugeldurchmessern können verschiedene Aerosole hergestellt und so die Kalibrierung des Partikelzählers vorgenommen werden. Derartige Geräte sind naturgemäß empfindlich gegen zu hohe Partikelkonzentrationen, da dabei die Gefahr besteht, daß zwei (oder mehr!) Partikel gleichzeitig im Meßvolumen sind, wobei sich ihre Streulichtintensität überlagert und so an Stelle dieser zwei Partikel nur ein (allerdings größeres) Partikel gezählt wird. Jedoch ist auch dieser Fall hoher Konzentrationen von Interesse. Hier haben sich die Aerosolphotometer bewährt (in dem verdunkelten Zimmer wird geraucht, der Sonnenlichtstrahl wird jetzt wegen des Tyndalleffektes zu einem milchigen Band). Sie liefern bei hinreichender Aerosolkonzentration einen direkten, jedoch relativen Meßwert für die Konzentration und sind dort unentbehrlich, wo z. B. mit künstlichen Nebeln auf Leckfreiheit geprüft wird (Abb. 8). Eine Teilchengrößenbewertung liefern sie allerdings ebensowenig, wie die für die Bewertung der Luftreinheit notwendig nach Partikelzahl bewertete Partikelkonzentration; sie sind daher vorwiegend für Abnahmeuntersuchungen von reinraumtechnischen Anlagen mit z. B. einem Dioctylphthalat- oder Paraffinölnebel geeignet.

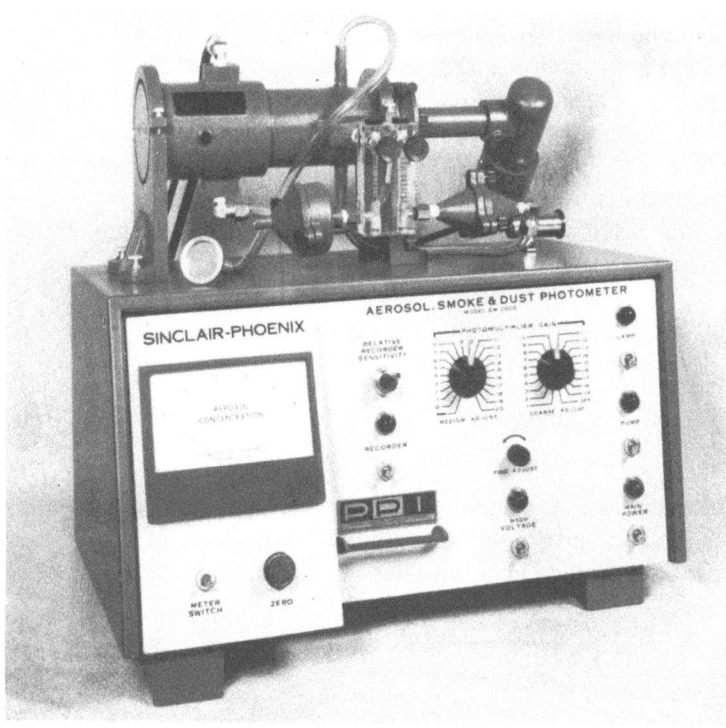

Abb. 8. Aerosol-Photometer Typ Sinclair-Phoenix Aerosol, Smoke and Dust Photometer Modell EM 2000

Abscheiden teilchenförmiger Luftverunreinigungen

Diese Verunreinigungen aus der Luft abzuscheiden, ist eine Aufgabe der Luftfiltertechnik. Für das Abscheiden fester oder flüssiger Partikel aus der Luft haben sich Faserfilter durchgesetzt, zur Abscheidung dampf- oder gasförmiger Verunreinigungen können Adsorptionsfilter eingesetzt werden; mit diesen Hilfsmitteln ist auch der noch offene Parameter, die Abscheidung von Dämpfen aus der Zuluft, beherrschbar.

Faserfilter und Abscheidung von Staubteilchen an ihren Fasern

Wie ihr Name sagt, sind die Filtermedien von Faserfiltern aus einer oder mehreren Faserschichten aufgebaut, wobei eine poröse Struktur entsteht. Bei vielen Medien werden die Fasern durch Kunstharzbinder aneinandergehalten, bei anderen ist die Haftung der Fasern aneinander durch den Herstellungsprozeß garantiert. Die Skala der Fasernmaterialien reicht dabei von natürlichen Fasern, wie Baumwolle, über Synthesefasern, wie Polyacrylnitril, bis hin zu anorganischen Fasern auf Glasbasis. Wie sich bei theoretischer Behandlung der Abscheidung im Faserfilter herausstellen wird, ist für die Wirksamkeit der Abscheidung wesentlich der Faserdurchmesser maßgebend: je kleiner der Faserdurchmesser, um so wirksamer die Abscheidung. Deshalb werden in der modernen Luftfiltertechnik die relativ groben Naturfasern immer stärker zurückgedrängt, und die sehr feinen Glasfasern, die jetzt mit Faserdurchmessern im Bereich von Zehntel Mikrometern herstellbar sind, gewinnen zunehmend an Bedeutung. Ein weiteres charakteristisches Merkmal, das die Qualität des Filters bestimmt, ist die Faseroberfläche etwa der Flächeneinheit Filtermedium.

Eine Abschätzung liefert diese die Partikelabscheidung bewirkende Filterfaser-Oberfläche, denn es ist

$$\text{Volumen des Filters} = \text{Porenvolumen} + \text{Faservolumen} \qquad (I)$$

oder

$$\text{Faservolumen} = \text{Volumen des Filters} \left(1 - \frac{\text{Porenvolumen}}{\text{Volumen des Filters}}\right) \qquad (II)$$

Mit d_F als Faserdurchmesser, l als gesamte Länge aller im Volumen des Filters enthaltenen Fasern, mit A und B als Länge und Breite des betrachteten Filters und schließlich mit L als dessen Dicke wird das Faservolumen nach (II)

$$\frac{\pi}{4} d_F^2 \cdot l = A \cdot B \cdot L(1-\beta), \qquad (1)$$

wobei das auf das Volumen des Filters bezogene Porenvolumen mit β bezeichnet wird; bei handelsüblichen Filtern ist $\beta > 0,9$ (oder mehr als 90% des Filtervolumens sind Poren!).

Für $A = B = 1$ (also für die Flächeneinheit) wird weiter

$$l = \frac{4L(1-\beta)}{\pi d_F^2} \qquad (2)$$

Auf der anderen Seite ist die Oberfläche O_F aller Fasern mit der gesamten Länge l (unter Vernachlässigung der Faser-Endflächen) gegeben durch

$$O_F = \pi d_F l ; \qquad (3)$$

die gesuchte Faserlänge l ergibt sich daraus zu

$$l = \frac{O_F}{\pi d_F} \qquad (4)$$

Daraus folgt durch Gleichsetzen von (2) und (4) schließlich für die in einem Faserfilter zur Abscheidung beitragende Faseroberfläche, bezogen auf die Flächeneinheit eines Filtermediums (also für $A = B = 1$) der Dicke L:

$$O_F = \frac{4L(1-\beta)}{d_F} \qquad (5)$$

oder, mit anderen Worten, die Faseroberfläche ist proportional der Dicke des Filtermediums und umgekehrt proportional dem Faserdurchmesser. Der Filter-Abscheidegrad ε_G kann nun nach LANGMUIR [100] dargestellt werden als

$$\varepsilon_G = 100(1 - e^{-\frac{1}{\pi} O_F \varepsilon_F}) \qquad (6)$$

wobei im Exponenten die gesamte, in der Flächeneinheit des Filtermediums zur Abscheidung zur Verfügung stehende Filterfläche O_F und eine die Abscheidung von Partikeln an der Einzelfaser kennzeichnende Größe ε_F, die einer Abscheidewahrscheinlichkeit entspricht, stehen.

Diese Abscheidung an einer einzelnen Faser kann durch die Partikelbewegung im Faserbereich unter Einwirkung

— der Erdanziehung (Sedimentation)
— der Trägheit (Abb. 9)
— der thermischen Bewegung (Abb. 10)
— der Bewegung unter dem Einfluß elektrischer Ladungen und Felder und
— unter Berücksichtigung der Ausdehnung des Partikels

beschrieben werden. Für die Abscheidung in Faserfiltern liefern Trägheit und thermische Bewegung bereits hinreichend sichere Modellvorstellungen. Nach FRIEDLANDER [65] wird

$$\varepsilon_F = 6 Re_F^{\frac{1}{6}} Pe_F^{-\frac{2}{3}} + 3 Re_F^{\frac{1}{2}} \left(\frac{d_P}{d_F}\right)^2. \qquad (7)$$

Dabei bedeuten: Re_F = die dimensionslose Reynoldsche Zahl bezogen auf den Faserdurchmesser, Pe_F = die dimensionslose Pecletsche Zahl bezogen auf den Faserdurchmesser und d_P/d_F das (ebenfalls) dimensionslose Verhältnis von Partikeldurchmesser zu Faserdurchmesser. Die Reynoldsche Zahl gibt im wesentlichen das Verhältnis von Trägheitskraft zu Zähigkeitskraft an und ist deshalb für die sich ausbildende Strömung charakteristisch. Für Faserfilter, die vorwiegend als Filter *vor* Klimaanlagen eingesetzt werden, mit einem Faserdurchmesser von 10 µm und einer Anströmgeschwindigkeit des Mediums von 3 m/s^{-1}, wird

$$Re_F = \frac{d_F \cdot v}{\nu} = \frac{10^{-5} \cdot 3}{15 \cdot 10^{-6}} = \frac{1}{5} \cdot 10^1 = 2, \qquad (8a)$$

während für Hochleistungs-Schwebstoffilter, wie sie in der Reinraumtechnik eingesetzt werden, die Reynoldsche Zahl wesentlich kleiner ist. Bei $d_F = 0,1$ µm und $v = 0,03$ m/s^{-1} ergibt sich

$$Re_F = \frac{10^{-7} \cdot 3 \cdot 10^{-2}}{15 \cdot 10^{-6}} = \frac{1}{5} \cdot 10^{-3} = 2 \cdot 10^{-4}. \qquad (8b)$$

Die Umströmung der Einzelfaser kann daher als zähe Strömung hinreichend gut beschrieben werden; eine Voraussetzung des von LANGMUIR [100] gemachten theoretischen Ansatzes ist damit erfüllt.

Die Pecletsche Zahl wird sehr ähnlich gebildet. In ihr ist das Verhältnis von Trägheitskraft zu der Kraft, die die thermische Bewegung in Gang hält. Es ist

$$Pe_F = \frac{d_F \cdot v}{D} ; \tag{9}$$

wobei D der Diffusionskoeffizient ist. Dieser Diffusionskoeffizient kann nach Einstein unter Verwendung des Stokesschen Widerstandes für Partikel dargestellt werden als

$$D = \frac{kT}{3\pi\eta d_P} \tag{10}$$

(η: Gaszähigkeit, k: Boltzmann-Konstante, T: Temperatur, absolut).
Damit wird

$$Pe_F = \frac{3\pi d_F d_P \cdot v}{kT} . \tag{11}$$

Mit diesen Abhängigkeiten wird schließlich als Funktion von dem Partikeldurchmesser d_P

$$\varepsilon_F = 6 \left(\frac{d_F v}{v}\right)^{\frac{1}{6}} \left(\frac{kT}{3\pi\eta d_F v}\right)^{\frac{2}{3}} \left(\frac{1}{d_P}\right)^{\frac{2}{3}} + 3 \left(\frac{d_F v}{v}\right)^{\frac{1}{2}} \left(\frac{1}{d_F}\right)^{2} d_P^2 \tag{12}$$

oder

$$\varepsilon_F = K_1 \cdot d_P^{-\frac{2}{3}} + K_2 d_P^2 . \tag{13}$$

Beide Summanden haben ein gegenläufiges Verhalten! Während der erste von beiden mit kleiner werdendem Partikeldurchmesser stark anwächst, ist der zweite dann groß, wenn große Partikeldurchmesser vorliegen. Dieses Verhalten ist einfach zu erklären: Der erste Summand repräsentiert den Anteil der Abscheidung durch die thermische Bewegung. Diese Art der Abscheidung, auch Diffusionsabscheidung genannt, muß um so besser sein, je ausgeprägter die thermische Bewegung der Partikel ist, und dies ist der Fall, je kleiner die Partikeln sind. Der zweite Summand entspricht dem Anteil der Trägheitsabscheidung, die naturgemäß dann vorherrschen muß, wenn die massereichen (also großen!) Partikeln der Umströmung der Faser nicht mehr unverzögert folgen können, sondern wegen ihrer trägen Flugbahn eben auf die Faser prallen und dort festgehalten werden. In einem Bereich, in dem diese thermische Beweglichkeit nicht mehr zu einer hinreichenden Abscheidung ausreicht, die Trägheit jedoch noch nicht voll wirksam wird, muß also ein Abscheideminimum existieren. Die Lage dieses Minimums wird – wie die jedes Extremwertes – erhalten, indem die erste Ableitung der Funktion nach der Variablen d_P gebildet und Null gesetzt wird. Damit wird

$$\frac{d(\varepsilon_F)}{d(d_P)}=0=-\frac{2}{3}K_1 d_{P'min}^{-\frac{5}{3}}+2K_2 d_{P'min} \qquad (14)$$

und somit

$$d_{P'min}=\frac{1}{3}\cdot\left(\frac{K_1}{K_2}\right)^{\frac{3}{8}}. \qquad (15)$$

Die kinematische Zähigkeit liegt bei der in Klimaanlagen zu filternden Luft bei $15\cdot 10^{-6}\,m^2/s^{-1}$, die dynamische Zähigkeit η bei $18\cdot 10^{-6}\,N\,s\,m^{-2}$, k ist die Boltzmann-Konstante, T die absolute Temperatur und ihr Produkt $(1{,}38\cdot 10^{-23}\cdot 3\cdot 10^2)\,(Ws\,Grd^{-1}\cdot Grd)$ wird $4{,}14\cdot 10^{-21}\,Ws$. Damit wird schließlich (nach Aufrunden)

$$d_{P'min}=1{,}5\cdot 10^{-5}\left(\frac{d_F}{v}\right)^{\frac{3}{8}}. \qquad (16)$$

Bei den in der Praxis eingesetzten Faserfiltern liegt der Quotient d_F/v im Bereich um 10^{-5}; so wird für die in Hochleistungs-Schwebstoffilter eingesetzten Fasern mit einem Durchmesser von um 0,3 µm und einer Luftgeschwindigkeit von um 0,02 m/s

$$\frac{d_F}{v}=1{,}5\cdot 10^{-5}$$

Die Lage des Abscheideminimums errechnet sich damit zu

$$d_{p,min}=2{,}3\cdot 10^{-7}\,m\text{ (oder 0,23 µm)}$$

Für die Wirksamkeit eines Luftfilters ist die Abscheidewirkung in diesem Minimum maßgebend, da sowohl zu großen als auch zu kleinen Partikeln hin die Abscheidung besser werden muß. Die Grenzen dieser Aussage sind durch die von der Friedlander/Langmuir-Theorie nicht erfaßten Effekte des Haftens gegeben. (Natürlich ist auch der triviale Fall auszuschließen, daß ein sehr großes Partikel mit hoher Fluggeschwindigkeit das Filter in seiner Struktur ändert, es also zerstört, und so trotz der theoretischen Abscheidung „durchgeht".) Wesentliche Haftphänomene sind die Adhäsion durch Dipol-Wechselwirkungen und Van der Waalsche Wechselwirkungen. Während die Adhäsion im Bereich großer Partikel u.U. durch elektrostatische Bildkräfte unterstützt sein kann, sind es im Bereich sehr kleiner Partikel schon Ereignisse im molekularen Bereich, die die Haftung bestimmen, also Dipol-Wechselwirkungen, z.B. bei polaren Stoffen (Wasser!), oder Van der Waalsche Wechselwirkungen, bei denen das adsorbierte Partikel in einer Potentialmulde „liegt". Soll es von der Faseroberfläche entfernt, also desorbiert werden, ist eine Arbeit zu leisten. Diese Arbeit kann

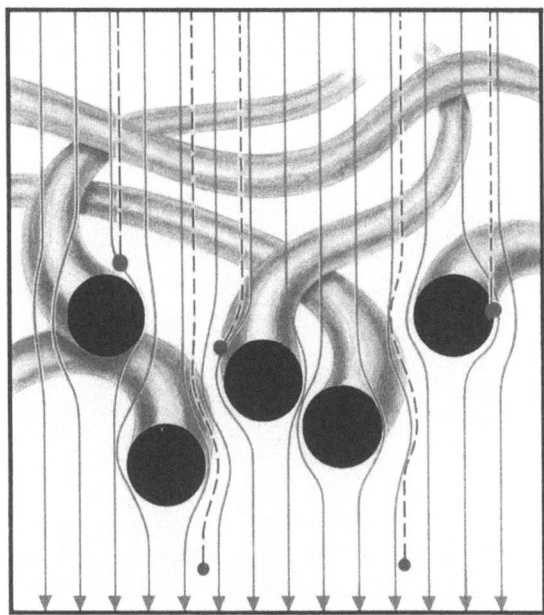

Abb. 9. Trägheitsabscheidung von Partikeln in einem Faserfilter

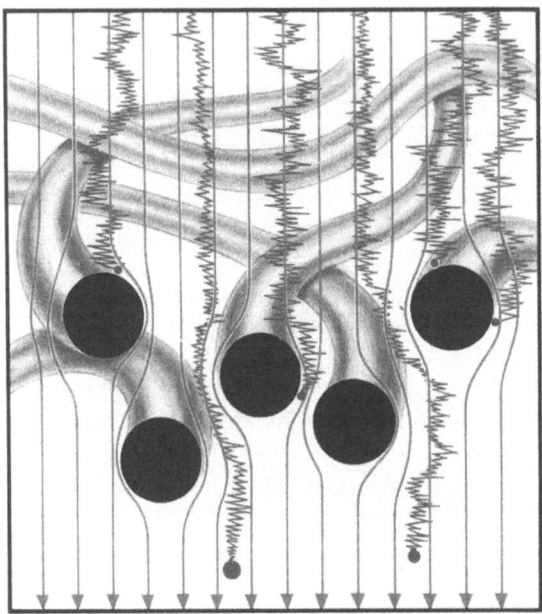

Abb. 10. Diffusionsabscheidung von Partikeln in einem Faserfilter

Strömungstechnische und luftfiltertechnische Grundlagen der LF-Reinraumtechnik 15

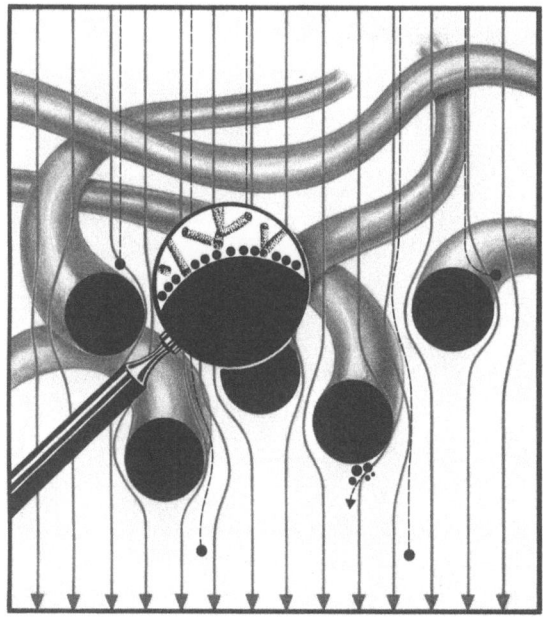

Abb. 11. Grenzen der Abscheidung nach dem Trägheits- und Diffusionseffekt Direkte Reflexion (ganz rechts), Ablösung von Aggregaten (halbrechts), Verdrängung durch Auftreffen schneller Moleküle (im Kreis vergrößert)

z. B. durch energiereiche Stöße mit auftreffenden sehr schnellen Gasmolekülen aufgebracht werden. Bei Zimmertemperatur dürften jedoch Stöße, die etwa ein 1 nm-Partikel freizusetzen in der Lage wären, wegen der Maxwell'schen Geschwindigkeitsverteilung (Abb. 11) so selten sein, daß sie selbst bei Filterstandzeiten von Jahren mit Recht vernachlässigt werden können.

Die einfache Theorie, die im Grunde genommen das Ergebnis liefert, daß sowohl sehr kleine als auch sehr große Partikeln nicht (oder kaum) mehr das Faserfilter durchdringen können, muß also eingegrenzt werden, eine Feststellung, die sowohl zu kleinen Partikeln (Luftdurchlässigkeit) als auch zu großen hin einer Überprüfung bedarf.

Die Berechnung der Abscheidewirkung wurde nach dieser Ableitung für fünf Modellfilter vorgenommen. Sie wurden durch Faserdurchmesser, relatives Porenvolumen und Dicke des Filtermediums gekennzeichnet, Werte, die, ebenso wie die Anströmgeschwindigkeit möglichst praxisnah gewählt wurden. Es wurden gewählt:

Filtermodell Nr	1	2	3	4	5
Faserdurchmesser d_F (μm)	30	10	3	1	0,3
Rel Porenvolumen β (%)	99,7	99,4	98,8	97,6	95,2
Dicke des Filtermediums L (mm)	50	25	12,5	6	3
Anströmgeschwindigkeit v (m/s^{-1})	1,0	0,30	0,10	0,03	0,01

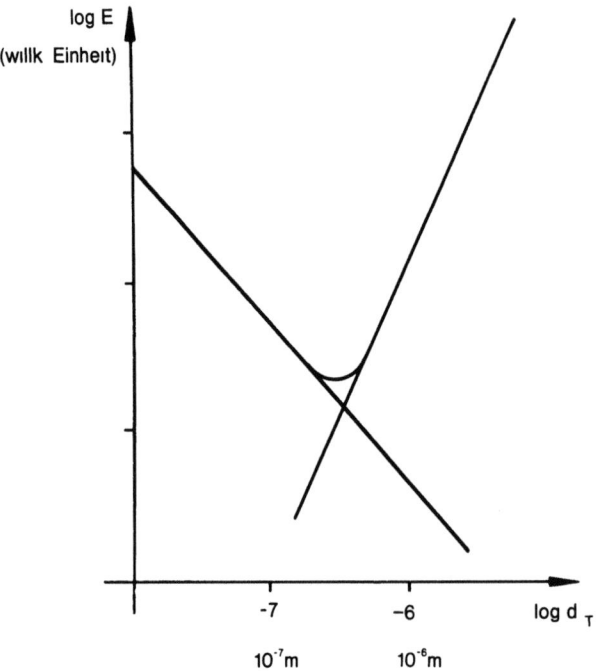

Abscheidegrad E einer Einzelfaser
(nach Friedlander)

Abb. 12. Überlagerung von Trägheits- und Diffusionsabscheidung an einer Einzelfaser nach FRIEDLANDER

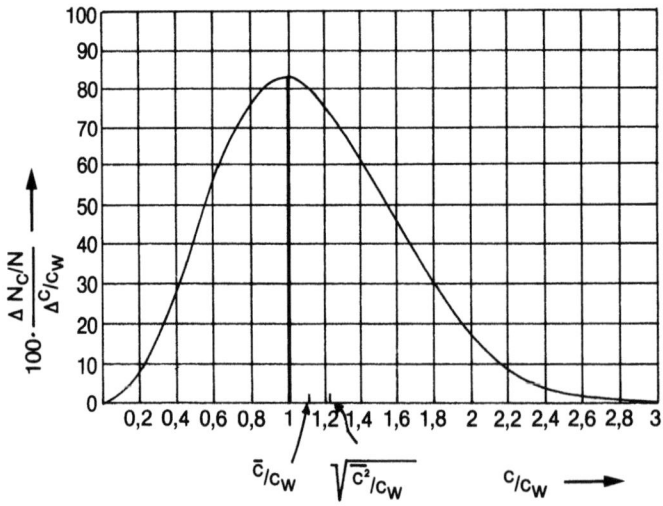

Abb 13. Maxwellsche Verteilung der thermischen Geschwindigkeit von Gasmolekulen (auf 1 normiert), die nach dem Gleichverteilungsgesetz für alle im Gas suspendierten Partikeln bei Temperaturgleichgewicht ebenfalls gilt

Strömungstechnische und luftfiltertechnische Grundlagen der LF-Reinraumtechnik 17

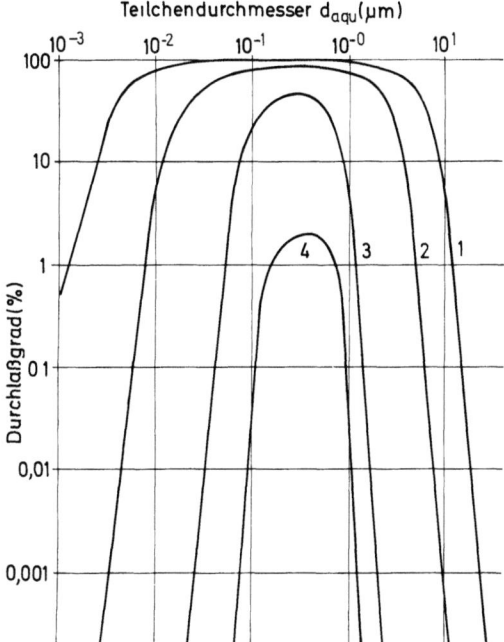

Abb. 14. Berechnete Abscheidung für 4 Filtermodelle nach Tabelle, die Rechnung basiert auf der Theorie von FRIEDLANDER und LANGMUIR

Die aus der Rechnung gewonnenen Kurven zeigen — wie bei der Einzelfaser — das erwartete Minimum der Abscheidung hier als Maximum des Durchlaßgrades (Abb. 14). Die Werte für das Filtermodell 5 konnten nicht bestimmt werden, da die Kapazität des Rechners dazu nicht ausreichte, alle Durchlaßgrade waren kleiner als 0,001%. Die errechneten Werte gehen mit denen, die in der Praxis beobachtet werden, konform (daß sie bei dieser stark vereinfachten Theorie nicht voll übereinstimmen, liegt an den Vernachlässigungen, die zur Vereinfachung notwendig waren). Jedoch werden im Bereich des Abscheideminimums bei den Filtern, die in der Reinraumtechnik eingesetzt werden, Durchlaßgrade kleiner als 0,01% gemessen. Derartige Filter werden daher auch HOSCH-Luftfilter (HOchleistungs-SCHwebstoff-Luftfilter) genannt.

Aufbau und Prüfung der HOSCH-Filter

Die in der Reinraumtechnik eingesetzten HOSCH-Filterelemente sind mit einer papiervlies-ähnlichen Filterschicht ausgerüstet, in der die beschriebene Abscheidung der Partikeln vor sich geht. Diese Filterschicht besteht aus feinsten Glasfasern mit Faserdurchmessern von unter 1 µm. Die Herstellung dieses Vlieses entspricht der Papierherstellung: Eine Aufschwemmung — die Pulpe — dieser feinen Glasfasern wird auf ein umlaufendes Siebband gesaugt, entwässert und abgenommen. Die Verdichtung zu dem papiervlies-ähnlichen Material und die Trocknung erfolgt in einem Kalanderwerk mit geheizten Kalanderzylindern.

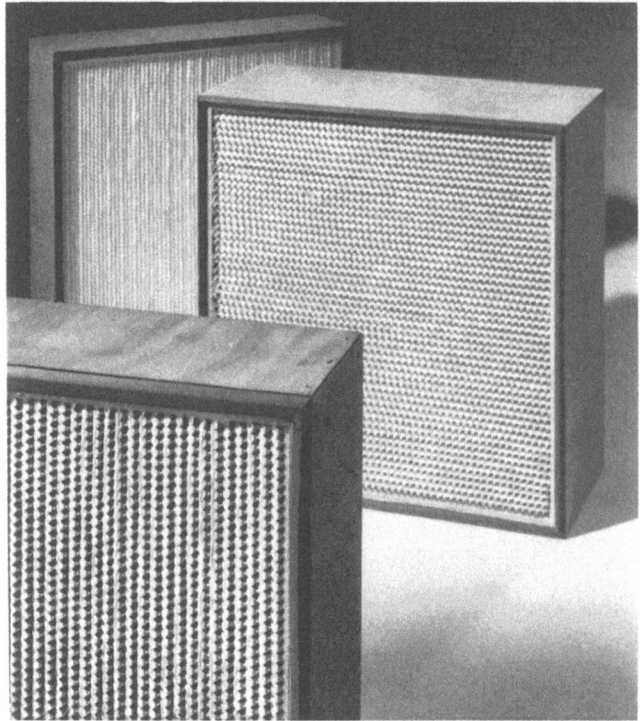

Abb. 15. HOSCH-Luftfilterzellen

Das Fertigprodukt hat charakteristische Werte in folgendem Bereich (sortenabhängig):

Dicke: 0,4–1,2 mm
Flächenmasse: 75–130 g m^{-2}
Porenvolumen: 90–95%
Strömungswiderstand: 100–150 Pa/cm s^{-1}.

Bei der Herstellung wird für einige Sorten des filternden Materials ein Binder eingearbeitet. Diese leicht gebundenen Filtermedien enthalten dann um 1% Binder z. B. auf Stärke- oder Polyvinylalkohol-Basis (im Gegensatz zu den mit Phenolharz gebundenen Faserschichten, die im Regelfall um 15% Binder enthalten). Das so hergestellte Filtermedium wird entsprechend der herzustellenden Zellentiefe gefaltet und — um ein Zusammenlegen der Flächen benachbarter Falten zu vermeiden — mit gewellten Separatoren versehen. In der Reinraumtechnik werden fast ausschließlich Separatoren aus Aluminium eingesetzt. Durch diese Faltung ist das Verhältnis von Anströmfläche des Filterelementes zur Fläche des Filtermediums etwa 1:60. Bei einer (gewünschten) Luftaustrittsgeschwindigkeit von um 0,5 m/s^{-1} wird dabei die Luftgeschwindigkeit am Medium etwa 0,85 cm/s^{-1}; daher ist eine Druckdifferenz von um 85—125 Pa zu erwarten. Diese Faltung hat noch einen weiteren Vorteil: Es entsteht ein handliches Filter-

Strömungstechnische und luftfiltertechnische Grundlagen der LF-Reinraumtechnik 19

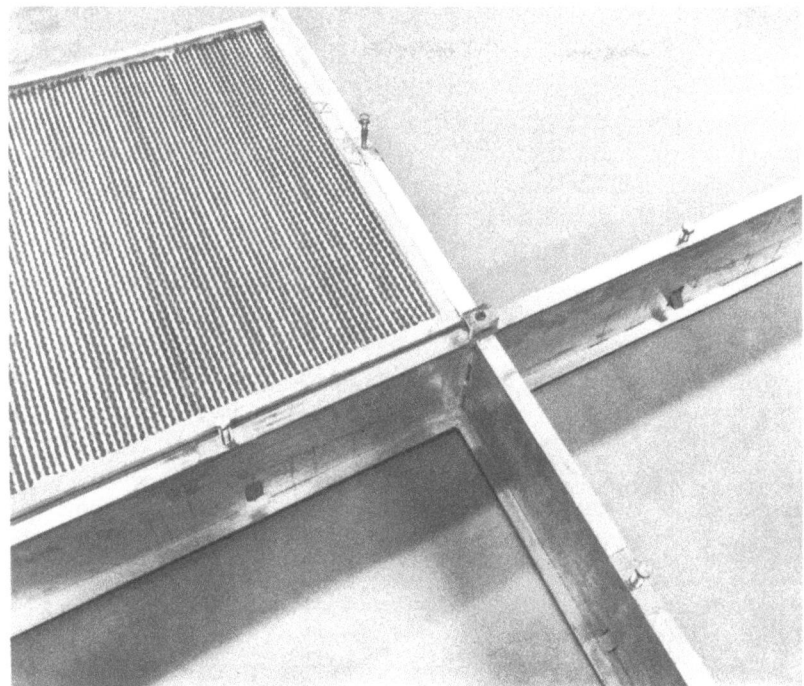

Abb. 16 Aufnahmerahmenkonstruktion

pack erstaunlicher Stabilität. Dieses Filterpack wird in einen oft aus Sperrholz gefertigten Rahmen eingesetzt und dort mit Vergußmassen eingedichtet (Abb. 15 und 16). Diese Vergußmassen dürfen nicht verspröden und sollen ihre Elastizität während der Filterlebenszeit behalten; sie werden oft auf Neoprene-Basis aufgebaut. Diese Vergußmasse dichtet das Filterpack gegenüber dem Rahmen ab. Da sich beim Einsetzen des Filterelements (und auch später infolge von Ausdehnungen bei Temperatur- oder Feuchteänderungen) ein „Arbeiten" des Rahmens nicht vermeiden läßt, ist gerade dieses geforderte Nichtverspröden der Vergußmassen von Bedeutung. Sie könnte sonst — wie auch die früher oft eingesetzten Pappseparatoren — leicht zu einer Partikelquelle werden und so die Reinheit der Luft im „Reinen Raum" in Frage stellen. Der Zellenrahmen ist mit einer umlaufenden Dichtung versehen, die entweder endlos sein soll oder deren Eckverbindungen so ausgebildet sind, daß ein Durchtritt ungereinigter Luft unterbunden wird. Mit dieser Dichtung wird das Filterelement in den Dichtsitz des Aufnahmerahmens gepreßt. Das Anpressen übernehmen Anpreßvorrichtungen, die zum Ausgleich nachlassender Dichtungselastizität mit nachspannenden Federn versehen sein sollen.

Die Luft, die durch das Filter strömt, muß den Filterwiderstand überwinden. Dies geschieht, indem der Ventilator des Systems der Luft eine entsprechende Strömungsenergie zuführt. Das Überwinden des Filterwiderstandes äußert sich in einer Druckdifferenz, die zwischen der Druckkammer und der Erstluft gemessen werden kann. Da die Strömung im Filtermedium bei sehr kleinen Reynoldschen Zahlen abläuft, ist die Druckdifferenz der eingesetzten HOSCH-Filter eine (fast) lineare Funktion der Luftgeschwindigkeit. Da mit zunehmender Standzeit im Filtermedium Partikeln eingelagert werden, steigt der Strömungswiderstand der HOSCH-Filter an. Dies hat zur Folge, daß vom Ventilator mehr Strömungsenergie auf die Luft übertragen werden muß: Seine Drehzahl muß erhöht werden. Es hat sich nun gezeigt, daß die Standzeitbegrenzung der HOSCH-Filter weniger von ihrer Staubbeladung als in stärkerem Maße von der Regelbarkeit des Ventilators abhängt. Hier gibt es auch Randprobleme: z. B. die Wärmelast (die gesamte vom Ventilator der Luft zugeführte Strömungsenergie wird schließlich Wärme!) und der Geräuschpegel (Leistungsaufnahme des Ventilators) geht dabei mit der dritten Potenz der Drehzahl, der Geräuschpegel mit der sechsten einher. Daher werden in der Praxis die HOSCH-Filter bereits dann ausgetauscht, wenn — bei konstanter Luftgeschwindigkeit — die Anfangsdruckdifferenz etwa auf den zwei- bis dreifachen Wert angestiegen ist. Diese Standzeit kann — und dies zeigt die Erfahrung aus Operationssälen mit reinraumtechnischen Anlagen — fünf Jahre und mehr betragen. Bei diesen sicher sehr günstigen Anlagen ist einmal die sekundäre Klimaluft sehr gut vorgefiltert und zum anderen wird auch die rezirkulierende Luft gut gereinigt.

Zum Nachweis, daß die geforderte Abscheidewirksamkeit auch erreicht wird, müssen derartige Filter getestet werden. Im Zusammenhang mit (im Bereich der Kerntechnik besonders auftretenden) Sicherheitsfragen wurde eine Typprüfung nach DIN 24184 (auf der Basis der vom Staubforschungsinstitut des Hauptverbandes der gewerblichen Berufsgenossenschaften e.V. in Bonn ausgearbeiteten Prüfverfahren) festgelegt. Bei dieser Typprüfung werden die Testaerosole A, B und C eingesetzt. Das Testaerosol A ist ein thermisch erzeugter Paraffinölnebel mit einem Häufigkeitsmaximum der Tropfengrößenverteilung um 0,3 bis 0,5 µm (also im Bereich des zu erwartenden Durchlaßgradmaximums!). Das Testaerosol B ist natürliches Luftaerosol mit Partikelgrößen unter 0,3 µm, dessen Partikeln durch Thoron radioaktiv markiert sind. Als drittes Testaerosol C wurde ein frisch gebrochener Quarzstaub (aus einer überlaufenden Kugelmühle) definiert, dessen Partikel alle kleiner als 5 µm sind (Abb. 17). Da sich beim Prüfen mit den Testaerosolen A und B keine zusätzliche Druckdifferenz am Filter aufbaut, dient das Testaerosol C in Sonderfällen — z.B. dann, wenn der Aufbau des Filters oder der des filternden Materials vermuten läßt, daß mit zunehmender Staubeinspeicherung eine Erhöhung des Durchlaßgrades zu erwarten ist — zum Nachweis der Stabilität gegenüber der Staubeinspeicherung und der damit verbundenen Druckdifferenzerhöhung. Der Nachweis der Testaerosole A und C erfolgt durch Lichtstreuung, der des Aerosols B durch seine Radioaktivität.

Die Typprüfung umfaßt eine Reihe von Parametern, die bei der Fertigungsendkontrolle des einzelnen Filterelementes überflüssig sind, daher werden zur Fertigungskontrolle einfachere Verfahren benutzt. Die bekanntesten sind der

— DOP-Test nach Mil Std 282 der USA
— Sodium-Flame-Test nach BS 3928
— Paraffinölnebeltest in Anlehnung an DIN 24184.

Stromungstechnische und luftfiltertechnische Grundlagen der LF-Reinraumtechnik 21

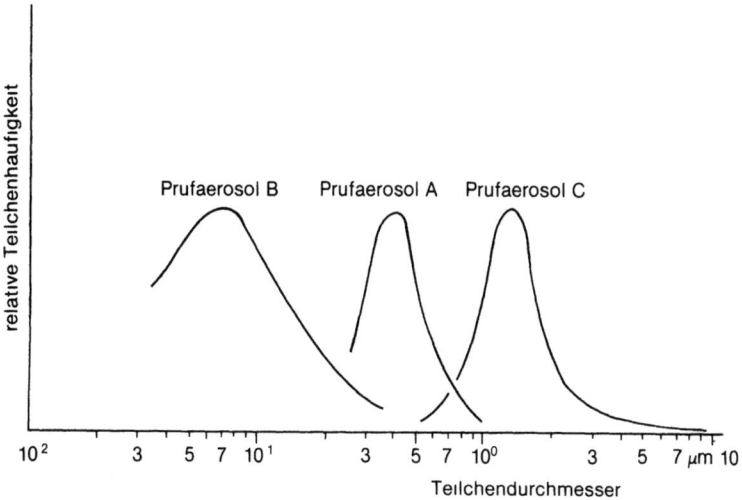

Abb. 17   Partikelgroßenverteilung der Testaerosole A, B und C nach DIN 24 184

Der DOP-Test benutzt einen thermisch erzeugten Dioctylphthalat-Nebel. Die Verdampfung des DOP und die Kondensation des Dampfes werden so gelenkt, daß ein sehr schmales Tröpfchengrößenspektrum mit dem Schwerpunkt bei 0,3 μm entsteht. Mit diesem Aerosol werden die Filter beaufschlagt. Die eingestellte DOP-Nebel-Konzentration wird als Rohluftkonzentration überwacht (auch in bezug auf die Korngrößenverteilung), und hinter jedem Filter wird die Reinluftkonzentration gemessen. Zum Nachweis des Aerosols dient die Lichtstreuung.

Die Sodium-Flame-Methode, die sich in Europa durchzusetzen scheint, benutzt ein Kochsalz-Aerosol. Eine wässrige Kochsalzlösung wird zerstäubt und dem so entstandenen Solenebel Zeit zum Trocknen gegeben. Durch die Wahl der Salzkonzentration in der Lösung und der Zerstauberbedingungen (Tröpfchengrößenverteilung!) entstehen so NaCl-Kristalle mit einer Partikelgrößenverteilung, die von unter 0,1 μm bis um etwa 2 μm reicht. Das zu prüfende Filter wird mit diesem Aerosol beaufschlagt. Die Rohluftkonzentration und die Reinluftkonzentration werden flammenspektrometrisch über die Intensität der Natrium-D-Linien (daher Sodium-Flame!) bestimmt.

Bei dem Paraffinolnebel-Test — in Anlehnung an DIN 24 184 — wird allein das Prüfaerosol A aus DIN 24 184 benutzt. Die rohluftseitigen und die reinluftseitigen Konzentrationen werden mit Hilfe der Lichtstreuung bestimmt. Aus den reinluftseitigen und den rohluftseitigen Konzentrationen können nun sofort die Durchlaßgrade gebildet werden. Zwar liefern diese Testmethoden keine ineinander überführbaren Ergebnisse, doch hat sich gezeigt, daß fast alle im Handel befindlichen HOSCH-Filter gegenüber jeder der drei Methoden Durchlaßgrade <0,01% haben. Daher muß eine Voraussetzung erfüllt sein · Die Zellen müssen in sich leckfrei sein (das Prüfen auf derartige Lecks erfolgt mit einem beliebigen Aerosol). Beim Abtasten der reinluftseitigen Filterfläche wird jedes Aerosol-Meßgerät einen gewissen Grundpegel (der auch Null sein kann!) anzeigen. Ist ein Leck

Tabelle 1. Partikelemission des Menschen nach AUSTIN

Partikelemission pro Minute	Bewegungsart
100 000	Stehen oder Sitzen — ohne Bewegung
500 000	Sitzen mit leichter Kopf-, Hand- oder Unterarmbewegung
1 000 000	Sitzen mit mittlerer Körper- und Armbewegung und etwas Fußbewegung
2 500 000	Aufstehen mit voller Körperbewegung
5 000 000	langsames Gehen, ca. 3,5 km/h
7 500 000	Gehen, ca. 6 km/h
15 000 000 bis 30 000 000	Freiübungen und Spiele

vorhanden, schnellt die Anzeige sprunghaft um Größenordnungen nach oben. (Eine solche Leckprüfung ist nicht nur im Zuge einer Fertigung von Bedeutung, sondern auch nach Einbau von HOSCH-Filtern in Reinraumgeräte oder in die Aufnahmerahmenkonstruktion „Reine Räume".) Bei den im Federal Standard 209 b (USA) festgelegten Leckprüfverfahren wird von der rohluftseitigen Aerosolkonzentration ausgegangen und jede Stelle des Filters als Leck angesehen, hinter der mehr als der 10^{-4}-te Teil — nachgewiesen mit einem Aerosolphotometer — dieser Aerosolkonzentration nachweisbar ist. Hier wird von der Forderung ausgegangen, daß der Durchlaßgrad von 0,01% ($=10^{-4}$) an keiner Stelle überschritten werden darf.

Strömung der Luft im Raum

Die Luft in jedem geschlossenen Raum wird, auch wenn sie ursprünglich „rein" gewesen ist, im Laufe der Zeit mit Verunreinigungen vieler Art beladen. Diese können vom Raum selbst bzw. von seiner Ausrüstung (z.B. Ausdünstungen von Farben, Fußbodenbelägen, Kunststoffen), von im Raum tätigen Menschen oder von deren Tätigkeit und nicht zuletzt auch vom Produkt und vom Objekt an dem gearbeitet wird, herrühren. Typisches Beispiel dafür ist der „Neugeruch" eines renovierten Raumes. Die Auswirkungen dieser sich in der Raumluft anreichernden Verunreinigungen sind ebenso vielschichtig, wie es viele Arten von derartigen Luftverunreinigungen gibt. So ist die Einwirkung von aus Kunststoffen abdampfenden Weichmachern oder Lösemitteln z.B. auf die Magnetbänder eines Datenspeichers ebenso bekannt, wie die Störungen von Miniaturlagern durch die Raumluft verunreinigende Partikel, die etwa vom Menschen in Abhängigkeit von seiner Bewegungsintensität in mehr oder weniger großer Zahl abgegeben werden. Nach AUSTIN und TIMMERMANN [12] kann diese Partikelabgabe tabelliert werden, wobei die Werte zumindest größenordnungsmäßig auch von anderen Bearbeitern wiedergefunden worden sind.

Tabelle 1 zeigt die Partikelabgabe eines Menschen in Abhängigkeit von seiner Bewegungsaktivität (Bekleidung: entsprechend den Reinraumgepflogenheiten Kittel und Haube aus abriebarmen Sondergeweben).

Mit der Partikelabgabe durch den Menschen ist auch eine Keimabgabe verbunden. Es muß davon ausgegangen werden, daß jedes tausendste bis zehntausendste Partikel ein Keim ist oder einem Keim als Träger dient. Zusätzlich können bei den im Raum ablaufenden Bearbeitungsprozessen Partikel oder gasförmige Verunreinigungen freigesetzt werden, etwa wenn eine Oberfläche mit einem Lösemittel (z. B. Waschäther) entfettet werden muß.

Neben diesen stofflichen Verunreinigungen sind auch immaterielle zu berücksichtigen: Bei menschlicher Tätigkeit in einem beleuchteten Raum wird sowohl vom Menschen als auch von den Beleuchtungskörpern Wärmeenergie an die Raumluft abgegeben, eine „thermal pollution", die zum Temperaturanstieg führt.

Turbulenzreiche Verdünnungslüftung

Es ist nun das Ziel, diese Veränderung der Temperatur und des Verunreinigungspegels der Raumluft durch technische Maßnahmen aufzufangen, was sofort zur Klimatisierung führt. Deren primäre Aufgabe ist es, die Raumluft in einem behaglichen Temperatur- und Feuchtebereich zu halten und dabei sekundär auch die stofflichen Verunreinigungen zu reduzieren. Dazu wird die in einer Klimazentrale aufbereitete Luft in den zu klimatisierenden Raum geblasen. Die Grundlage dazu war die Überlegung, daß die eingeblasene kühle (oder bei Winterbetrieb auch angewärmte) entsprechend feuchte und reine Luft in den Raum strömt und dafür „verbrauchte" Luft durch die Abluftgitter den Raum verläßt. Diese einleuchtende vereinfachte Modellvorstellung ist jedoch nicht ohne weiteres auf konventionell klimatisierte Räume anwendbar. Dies liegt daran, daß die aufbereitete Luft so eingeblasen wird, daß sich ein Strahl ausbildet. Wegen der im Strahl herrschenden Geschwindigkeit ist das Strahlgebiet notwendigerweise ein Unterdruckgebiet, da in einem Raum der Gesamtdruck als konstant angesehen werden kann und der Gesamtdruck gleich der Summe aus statischem und dynamischem Druck ist. Der dynamische Druck seinerseits ist eine Funktion der Geschwindigkeit, und so wird der die Bewegung der Luftmassen im Raum bestimmende statische Druck u. U. erhebliche Unterschiede aufweisen. Er ist immer dort am niedrigsten, wo die Luftgeschwindigkeit die höchsten Werte annimmt, und genau dies ist der Kernbereich des Zuluftstrahles. Diesem Unterdruckgebiet strömt aus dem Raum warme (thermal pollution!) und stofflich verunreinigte Luft zu.

Im Randbereich des Strahls vermischen sich nun die reine aufbereitete Zuluft mit der verunreinigten erwärmten Raumluft (Abb. 18). Die Mischungstemperatur soll dabei der angestrebten Raumtemperatur entsprechen. Notwendigerweise werden bei dieser Mischung auch die stofflichen Verunreinigungen in die Zuluft gebracht und verdünnt. Von der Verunreinigung her gesehen, ist also eine derartige Lüftung eine reine Verdünnungslüftung, wobei der Verdünnungsfaktor eng mit der Luftführung im Raum gekoppelt ist (und darüber hinaus dieser Verdünnungsfaktor nicht an allen Stellen im Raum der gleiche sein muß). Die Verdünnung kann abgeschätzt werden, indem ein stationärer Zustand angenommen wird. Wird ein Zuluftstrom der Größe $\dot{V}$ in den Raum eingeblasen, der seinerseits das Volumen V umfaßt und ist die Quellstärke an (beliebigen) Verunreinigungen Q, führt eine einfache Bilanz sofort auf die Konzentration der von dieser

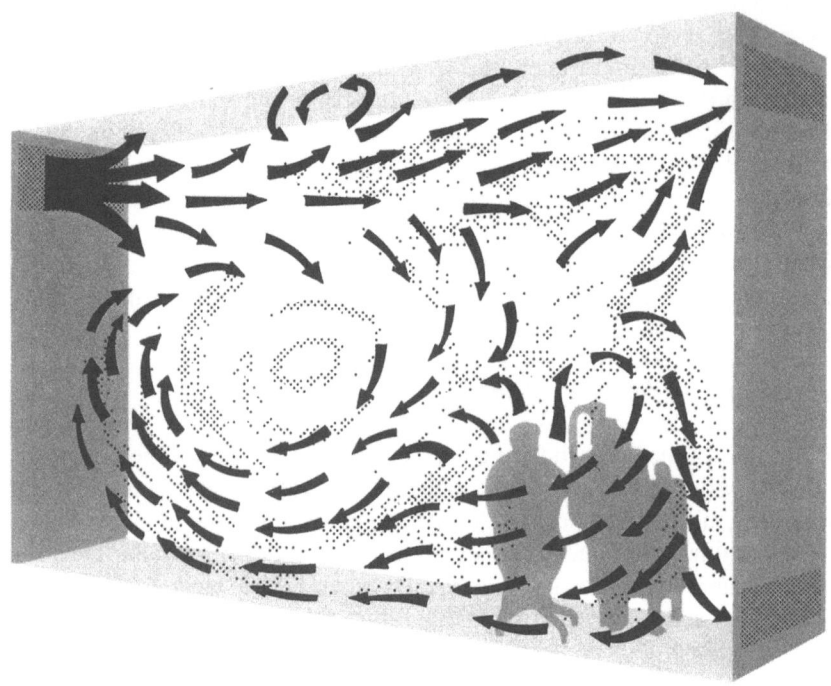

Abb. 18 Turbulente Strahlbelüftung (schematischer Schnitt durch einen Operationssaal)

Quelle herrührenden Verunreinigungen K, wenn

$$dQ/dt = 0 \quad \text{oder} \quad Q = \text{konst} \tag{1}$$

angenommen wird (Bedingung des stationären Zustandes). Es ist dann

$$K \cdot \dot{V} = Q, \tag{2}$$

d.h. in dem Luftstrom $\dot{V}$, der ja auch wieder aus dem Raum abströmen muß, stellt sich eine derartige Konzentration ein, daß in der Zeiteinheit gerade die von der Quelle abgegebenen Verunreinigungen abgeführt werden. Aus (2) folgt sofort

$$K = \frac{Q/V}{\dot{V}/V}, \tag{3}$$

oder mit der Luftwechselzahl $n = \dot{V}/V$

$$K = \frac{1}{n} \cdot \frac{Q}{V}. \tag{4}$$

Die sich in der Abluft einstellende Konzentration entspricht der Konzentration, die sich aus Quellstärke Q geteilt durch Raumvolumen V errechnen würde, dividiert jedoch noch durch einen Verdünnungsfaktor, nämlich die Luftwechselzahl. An dieser Stelle zeigt sich auch die Fragwürdigkeit des Begriffes „Luftwechsel", denn es erfolgt kein echter Luftwechsel, sondern es werden Raumluft und Zuluft zuerst vermischt und dann wird von der Mischung der der Zuluft entsprechende Teil als Abluft abgeführt. Dies ist auch der tiefere Grund dafür, daß bei dieser Lüftungsart nur ein Verdünnen der Verunreinigungen eintritt und nicht wie oft geschildert ein „Ausspülen".

Wird — bei einem zahlenmäßigen Beispiel — ein Operationssaal mit einer Grundfläche von 35 m^2 angenommen, der bei einer Raumhöhe von etwa 3,30 m ein Volumen V von 115 m^3 hat und wird angenommen, daß während einer Operation außer dem Patienten, dessen Bewegungsaktivität wohl wegen der Narkose vernachlässigt werden kann, 8 Personen unterschiedlicher Bewegungsaktivität im Raum sind, wobei jedoch von einem Mittelwert der Partikelabgabe je Person in der Größe von 1,2 · 10^5 Partikeln pro Sekunde (im Zusammenhang mit der Reinraumtechnik werden nach Übereinkunft nur Partikeln mit einem Partikeldurchmesser von 0,5 μm und größer gezählt) ausgegangen wird, und beträgt die Luftwechselzahl 10 pro Stunde, so errechnet sich die Konzentration

$$K = \frac{8 \cdot 1,2 \cdot 10^5 \cdot 3600}{10 \cdot 115} = \frac{3,45 \cdot 10^9}{1,15 \cdot 10^3} = 3 \cdot 10^6 \, \text{m}^{-3}.$$

Derartige Konzentrationen, so hoch sie auch auf den ersten Blick erscheinen, lassen sich in Räumen, die mit turbulenter Strahllüftung belüftet werden, bei großer Sorgfalt gerade noch erreichen. Wird weiter davon ausgegangen, daß jedes 10^4-te Partikel ein Keim oder ein Keimträger ist, muß mit einer Keimkonzentration von 3 · 10^2 gerechnet werden, einem Wert, der durchaus im Bereich der in verschiedenen Operationssälen gemessenen Keimkonzentration liegt. Um unter diesen Voraussetzungen diese Keimkonzentrationen in den Bereich der Empfehlungen des Burton-Hill-Programms zu bringen, müßte etwa mit einer auf die Stunde bezogenen Luftwechselzahl von 45 bis 90 gearbeitet werden. Für den als Beispiel genommenen Operationssaal mit 115 m^3 Rauminhalt würde dies einen Zuluftstrom von etwa 5200 m^3/h^{-1} bis 10400 m^3/h^{-1} bedeuten. Wird die Zuluft längs der Schmalseite aus beispielsweise 3 Luftauslässen von je 600 mm Länge und 200 mm Höhe ausgeblasen, ist die freie Anströmfläche etwa 0,35 m^2 und die Ausblasgeschwindigkeit erreicht Werte um 4,5 bis 9 m/s^{-1}. Damit wird ein stabiler Freistrahl geformt, der bis zum Abbau der Geschwindigkeit auf tolerierbare Werte mindestens die Raumtiefe von etwa 7 m benötigt! Das Induktionsverhältnis, das ist die Raumluftmenge, die in der Zeiteinheit der Luftmenge des Strahls turbulent zugemischt wird, liegt bei etwa 40, d.h. der im Raum zirkulierende Volumenstrom erreicht Werte um 210000 bis 415000 m^3/h^{-1}!! Wenn zur Rückströmung etwa 2/3 des Raumquerschnitts (also ca. 10 m^2) zur Verfügung stehen, müßten Geschwindigkeiten von 0,6 bis 1,2 m/s^{-1} auftreten, Geschwindigkeiten, die von ihrer Größe her indiskutabel sind und die darüber hinaus mit erheblichen turbulenten Schwankungen behaftet sind.

Den Verunreinigungspegel der in sich zirkulierenden Raumluft bestimmen demnach die im Raum enthaltenen Verunreinigungsquellen. Daher müßte die Frage aufkommen, ob die Vergrößerung der Luftwechselzahl die einzige Möglichkeit ist, den Verunreinigungspegel (hier den Keimpegel) zu begrenzen. Es zeigt sich sehr schnell, daß die andere Maßnahme, nämlich das Begrenzen der Quellstärke der Verunreinigungsquellen, einen weiteren Weg darstellt, dessen Gangbarkeit inzwischen gezeigt wurde. Die Keimquelle „Mensch" kann durch entsprechendes Einkleiden und durch das Erfassen seiner Ausatemluft entschärft werden. Diese Atemluftabsaugung, oftmals mit dem geschlossenen Helm kombiniert, ist zweifellos ein Mittel, um auch mit kleinerer Luftwechselzahl als um 45 bis 90 pro Stunde die gewünschten niedrigeren Keimpegel zu erzielen. Damit dürften jedoch die Grenzen dessen erreicht sein, was mit dieser Lüftungsart möglich ist.

Turbulenzarme Verdrängungslüftung
(Laminar-Flow, Kolbenströmung)

Aus den Überlegungen, die bezüglich der turbulenzreichen Strahllüftung gemacht wurden, stellt sich daher die Frage, ob nicht noch niedrigere Verunreinigungspegel durch eine bessere Führung der Raumströmung erreicht werden könnten. Diese Frage zu beantworten bedeutet nochmals das Problem der Raumströmung bei der turbulenten Strahllüftung aufzugreifen. Die als Strahl eingeblasene Zuluft wirkt als Injektor und reißt aus der Umgebung des Strahls Raumluft mit, die sich mit der Zuluft vermischt. Aus ferner liegenden Raumgebieten strömt Raumluft nach, und es bildet sich eine mehr oder weniger gut ausgebildete Raumzirkulation aus. In der sich in dieser Zirkulationsströmung befindenden Luft werden nun die freigesetzten Verunreinigungen transferiert. Würde es gelingen, diese Luft bei jedem Zirkulationsumlauf so zu reinigen, daß sie partikelfrei wird, würde der Kreislauf der Verunreinigungen unterbrochen, und die Überlegungen, die zur von der Luftwechselzahl abhängenden Verdünnung geführt haben, verlieren ihre Gültigkeit. Diese Reinigung bedarf allerdings erheblicher Strömungsenergien, der Antrieb der Raumzirkulation aus dem Zuluftstrom ist demgegenüber zu schwach. Um so zu verfahren, müßte die Zirkulationsströmung mechanisch unterstützt und zwangsweise durch die Reinigungseinrichtung geführt werden. Diese Überlegung ist die Basis für die Entwicklung einer Raumströmung, die von der turbulenten Strahllüftung, der Verdünnungslüftung, weg und hin zur turbulenzarmen Verdrängungslüftung, im angelsächsischen Sprachgebrauch auch „Laminar Flow" genannt, führt (Abb. 19). Im folgenden wird deshalb auch die LF-Reinraumtechnik dargestellt, die sich dieser Lüftungsform bedient. Bei ihr wird die Raumluftzirkulation zwangsläufig durch die Ventilatoren hervorgerufen, die die turbulenzarme Verdrängungsströmung antreiben (Abb. 20). Da dabei hinreichend Strömungsenergie zugeführt werden kann, ist es möglich, die zirkulierende Luft bei jedem Umlauf durch die HOSCH-Filter zu leiten und sie somit praktisch partikelfrei als „Erstluft" wieder dem „Reinen Raum" zuzuführen. Das Zusammenwirken von turbulenzarmer Verdrängungsströmung und HOSCH-Filter (im angelsächsischen Sprachgebrauch „Laminar Air Flow und HEPA-Filter") ist die Basis der LF-Reinraumtechnik.

Ein strömendes Medium kann frei strömen oder in Rohrleitungen bzw. Kanälen geführt werden. Die freie Luftströmung steht immer in Wechselwirkung mit der umgebenden Luft. Der Freistrahl ist Ursache und Antrieb einer Zirkulations-

Strömungstechnische und luftfiltertechnische Grundlagen der LF-Reinraumtechnik 27

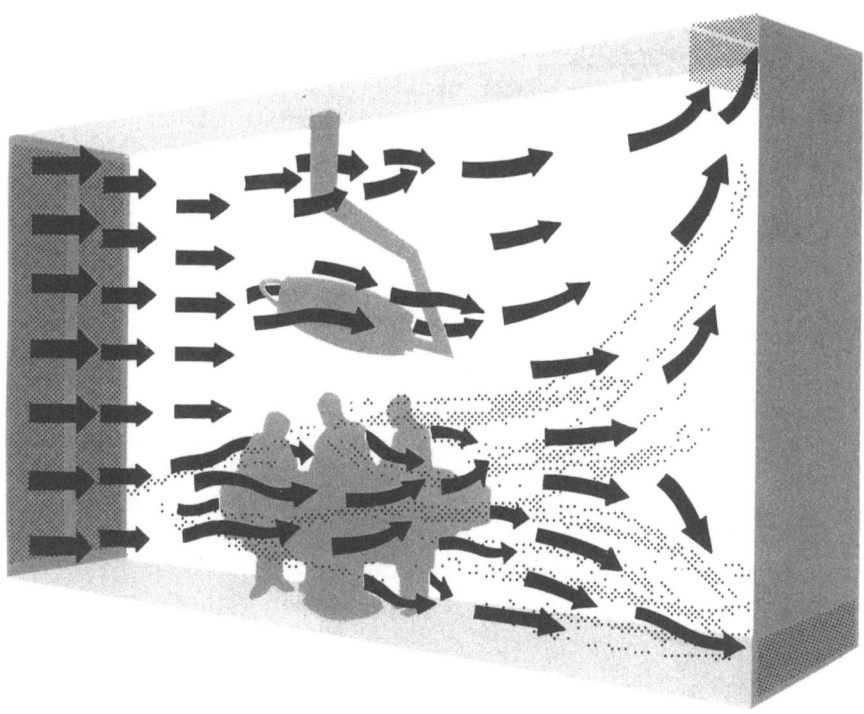

Abb. 19. Turbulenzarme Verdrängungsluftung — Horizontalstrom — (schematischer Querschnitt durch einen Operationssaal mit Operationssituation)

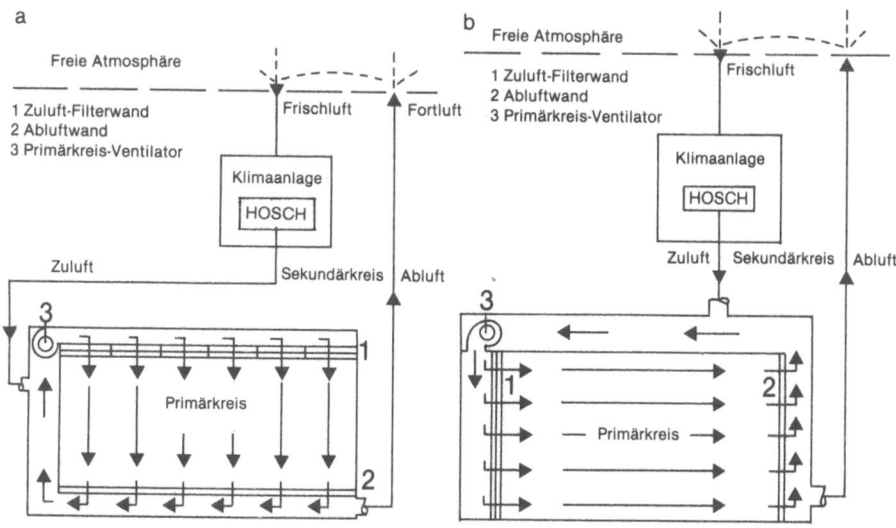

Abb 20 Schematische Darstellung der lufttechnischen Schaltung im Zusammenwirken mit der Klimaanlage
a) Vertikalstrom, b) Horizontalstrom

strömung im Raum, wie sie bei der turbulenten Strahllüftung auftritt. Im Gegensatz dazu wird die geführte Strömung wesentlich von Einlaufströmungen und von der Strömungsgrenzschicht bestimmt. Derartige Rohrströmungen haben eine Anlaufstrecke bis der Grenzschichteinfluß ein parabolisches Geschwindigkeitsprofil erzwingt. In ihnen überwiegen die Reibungskräfte, die von der Zähigkeit des Fluids abhängen. Die Trägheitskräfte können vernachlässigt werden. Der Quotient

$$\frac{\text{Trägheitskraft}}{\text{Reibungskraft}}$$

ist klein. Diese dimensionslose Kennzahl hat in der Strömungstechnik eine besondere Bedeutung erlangt: Es ist die Reynoldsche Zahl. Die hier beschriebene Strömung bei kleinen Reynoldschen Zahlen ist eine laminare Strömung. In ihr ist zwischen benachbarten Strömungsfäden kein strömungsbedingter Stoffaustausch vorhanden, eine Mischung findet nicht statt. Im Gegensatz dazu strömt ein Fluid bei großen Reynoldschen Zahlen (z. B. großer Kanalquerschnitt, kleine Zähigkeit) turbulent. Hier ist die mittlere Strömungsgeschwindigkeit über den Strömungsquerschnitt (abgesehen von der in unmittelbarer Wandnähe befindlichen Strömungsgrenzschicht) konstant, die Trägkeitskräfte überwiegen. Dies hat zur Folge, daß ganze Ballen des Fluids quer zur Strömungsrichtung wandern können und so eine turbulente Mischung innerhalb der Strömung erzwingen. Diese Ballen haben in jeder turbulenten Strömung eine andere mittlere Größe, und die durch diese Querbewegung verursachte statisch verteilte Schwankung der Strömungsgeschwindigkeit eine andere Frequenz.

Diese Grundfragen der laminaren und der turbulenten Rohrströmung wurden von HAGEN und von POISEUILLE beschrieben, und beide gaben, unabhängig voneinander, das heute Hagen-Poiseuillesche Gesetz genannte Widerstandsgesetz an. Der Ausgangspunkt war die Untersuchung der Strömung des Blutes in den Gefäßen, die laminar ist; turbulente Strömungsstörungen etwa an den Klappen sind die Ursachen charakteristischer Geräusche. Die moderne Turbulenzforschung ist auch bis heute noch nicht zu einer einheitlichen Auffassung über das Wesen der Turbulenz gelangt.

Neben der laminaren oder turbulenten Rohrströmung kann auch die Strömungsgrenzschicht laminar oder turbulent sein, ja sie kann darüber hinaus abreißen und so ein strömungstotes Gebiet verursachen. Die Dicke der laminaren Grenzschicht hängt von der Lauflänge der Strömung längs der umströmten Fläche ab. Sie erreicht schon nach recht kurzen Lauflängen erhebliche Dicken, die ein Abtragen von abgelagertem Staub verhindern kann, man kann sogar sagen, die einzelnen Staubteilchen „liegen in der Grenzschicht eingebettet". Erst beim Umschlag in die turbulente Form oder bei Strömungsablösung (wo freie Wirbel bis auf die Oberfläche vordringen können), reichen die von der Strömung ausgehenden Scherkräfte aus, um Staub „wieder aufzuwirbeln". Das Ablösen einer bei kleinen Reynoldschen Zahlen anliegenden Plattenumströmung und die Ausbildung eines strömungstoten Gebietes in Abhängigkeit von der Plattengröße und damit bei konstanter Geschwindigkeit von der Reynold-Zahl zeigt Abb. 21.

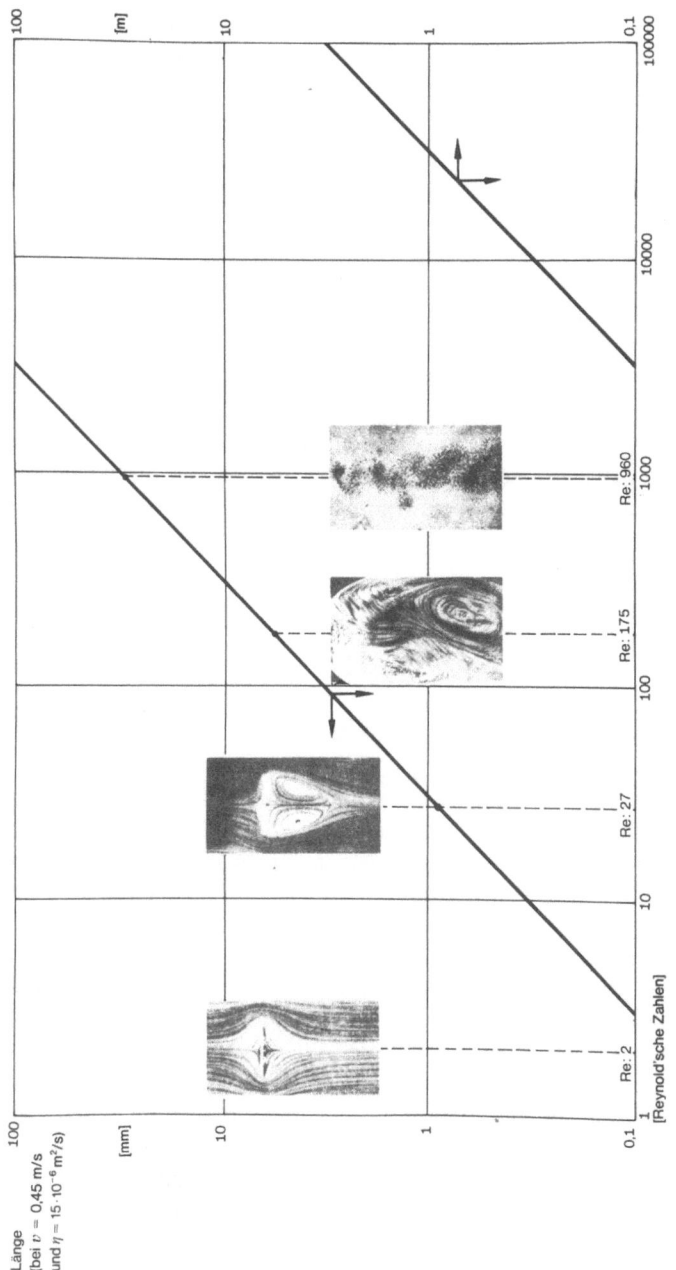

Abb. 21. Reynold-Zahl in Abhängigkeit vom Durchmesser einer angeströmten Platte und Ausbildung der Plattenumströmung bei verschiedenen Reynold-Zahlen (einem in einem Querstromraum umströmten Menschen dürfte eine Reynold-Zahl um 12000 zuzuordnen sein)

Derartige Grenzschichtphänomene treten nicht nur an der Grenze einer die Strömung begrenzenden festen Wand auf, sondern auch zwischen strömenden Luftmassen, die mit verschiedener Geschwindigkeit aufeinander gleiten. Es ist daher für eine stabile turbulenzarme Verdrängungsströmung notwendig, daß innerhalb der strömenden Luft keine Geschwindigkeitsgradienten oder gar Geschwindigkeitssprünge auftreten.

Eine weitere Einflußgröße auf die turbulenzarme Verdrängungsströmung muß noch betrachtet werden: Temperaturunterschiede führen zu Dichteunterschieden und haben Auftriebsströmungen bei Erwärmung (oder abfallende Strömung beim Abkühlen) zur Folge. Derartige Auftriebsströmungen können erhebliche Geschwindigkeiten erreichen: Über dem Kopf einer sitzenden Person können z. B. Geschwindigkeiten von bis zu $0{,}3\ \text{ms}^{-1}$ gemessen werden. Bei sehr kleinen Geschwindigkeiten der turbulenzarmen Verdrängungsströmungen ist also mit thermisch bedingten Instabilitäten zu rechnen, die mit sinkender Luftgeschwindigkeit immer mehr hervortreten und schließlich eine homogene, den Querschnitt des Raumes gleichförmig durchsetzende Strömung unmöglich machen. Eine integrale Abschätzung der unteren Grenzgeschwindigkeit geht vom dimensionslosen Verhältnis

$$\frac{\text{Trägheitskraft}}{\text{Auftriebskraft}}$$

aus, einem Verhältnis, das als Archimedes-Zahl bekannt ist. Da mit steigenden Auftriebskräften die Archimedes-Zahl kleiner wird, ist zu erwarten, daß es eine untere Grenze für die Luftgeschwindigkeit gibt, unterhalb der eine stabile Verdrängungsströmung nicht existent ist. REGENSCHEIT [127] hat einen Grenzwert für die kritische Archimedes-Zahl für den Vertikalstrom mit 46 angegeben. Dabei ist allerdings zu beachten, daß bei ihm die Archimedes-Zahl von der zugeführten Wärme und der (problematischen) Luftwechselzahl abhängt. Seine Darstellung kann daher örtliche Unterschiede nicht mehr erfassen, und es ergeben sich im allgemeinen Geschwindigkeiten der turbulenzarmen Verdrängungsströmung, die um etwa den Faktor 5 (für Operationssäle) zu niedrig liegen.

Berücksichtigt man jedoch, daß die in die Archimedes-Zahl eingehende Wärme im wesentlichen nur in einem eng begrenzten Bereich frei wird, der etwa 20 bis 30% der Grundfläche des OP umfaßt, verschwindet der Unterschied zwischen der durch diese Überlegung abgeleiteten Geschwindigkeit und der, die sich in der Praxis als stabil bewährt hat. Dieser Bereich stabiler Luftgeschwindigkeiten liegt sowohl für Horizontalstrom als auch für Vertikalstrom bei $0{,}45 \pm 0{,}1\ \text{m/s}^{-1}$.

Wegen der unvermeidbaren Partikelemission werden immer Teile mit der abfließenden turbulenzarmen Verdrängungsströmung ausgespült. Diese Teilchen legen eine Bahn zurück, die nicht allein durch die Strömung bestimmt ist. Auf sie einwirkende Kräfte können wesentlichen Einfluß auf die Bewegung nehmen. Eine der wirkenden Kräfte ist die Erdanziehungskraft, die eine senkrechte Partikelbewegung zu erzwingen versucht. Ihr entgegen wirkt eine Luftreibung, und es kommt zur Ausbildung einer konstanten Sedimentationsgeschwindigkeit, die der Stokes-Geschwindigkeit in reiner Luft entspricht und die den Teilchenbahnen bei

Stromungstechnische und luftfiltertechnische Grundlagen der LF-Reinraumtechnik

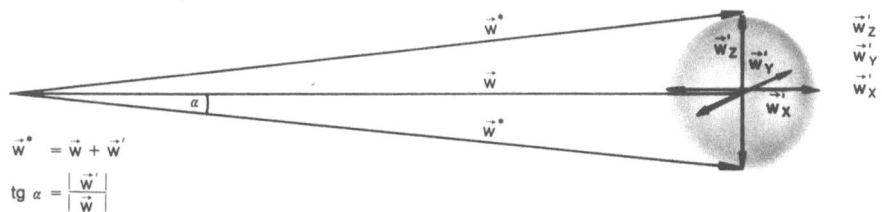

Abb. 22 Ein an der Kegelspitze startendes Partikel wird von der Luftstromung mitgenommen, die statistisch verteilten unregelmäßigen Schwankungen w_x, w_x, und w_z können das Partikel an jeden Ort der (grau gezeichneten) Kugel gelangen lassen, dabei wurde eine isotop verteilte Turbulenz vorausgesetzt

Querstrom eine Neigung gegenüber der Horizontalebene gibt. Bei der kleinen Stokes-Geschwindigkeit von wenigen Millimetern je Sekunde ist dieser Neigungswinkel unter einem Grad anzusetzen. Jedoch kann ein Partikel dadurch in eine Strömungsgrenzschicht gelangen, wenn es — wegen der abnehmenden Luftgeschwindigkeit — sedimentiert. Dabei können auch elektrische Anziehungskräfte mitwirken, die das Ablagern beschleunigen. Wegen der Gefährlichkeit von sich aufbauenden elektrischen Ladungen sollen jedoch alle Oberflächen antistatisch sein. Dadurch lassen sich diese elektrischen Einflüsse beherrschen.

Für den Partikeltransport sicherlich am bedeutsamsten dürfte die Restturbulenz der Strömung sein. Durch noch vorhandene Geschwindigkeitskomponenten senkrecht zur Strömungsrichtung, die sich im zeitlichen Mittel aufheben, die aber doch Werte von um 10% Vorwärtsgeschwindigkeit der Strömung erreichen können, werden Teilchen quer zur Stromungsrichtung transportiert (Abb. 22). Diese Querausbreitung erfolgt etwa unter einem Winkel von 15° bis 20°, wobei die Abmessung der Partikelquelle einen Einfluß auf diesen Winkel zu haben scheint. Um das Gebiet abzuschätzen, das von Partikeln einer Quelle infolge des Quertraktes erreicht werden kann, wird das Stromlinienbild aufgenommen. Dabei bedient man sich erprobter Methoden, die Rauchfäden oder Flockenbahnen als Indikatoren für die Strömungsrichtung verwenden. Im Stromlinienbild wird nun, ausgehend von den Stromlinien, die Partikelquelle tangierend, unter z. B. 15°, nach außen gehend eine Kontur gezeichnet, die bei gradliniger Stromung selbst auch eine gradlinige Begrenzungslinie hat. Bei gekrümmten Stromlinien folgt diese Kontur der Krümmung mit allerdings geringerem Krummungsradius. Die jeweils für eine Stromungsebene konstruierten Konturen bilden in ihrer Gesamtheit die Kontur des Kontaminationskörpers, eines Körpers, innerhalb dessen jeder Ort von Partikeln aus der betrachteten Quelle erreicht werden kann.

Ist umgekehrt eine Stelle in hohem Maße vor Verunreinigungen zu schützen, kann es nutzlich sein, diese Konstruktion rückwärts auszuführen und so das Gebiet zu ermitteln, in dem keine Kontaminationsquelle auftreten darf. Diese Querausbreitung äußert sich auch in der Abnahme der Partikelzahlen hinter einem Leck. HORTIG und MÜHL [85] konnten in Versuchen mit „kunstlichen" Lecks zeigen, daß in 500 mm von der Leckstelle nur noch eine geringfügige Erhöhung der Partikelkonzentration nachzuweisen ist, die allerdings wegen des Quertransports über einen entsprechend weiten Bereich verschmiert ist (Abb. 23).

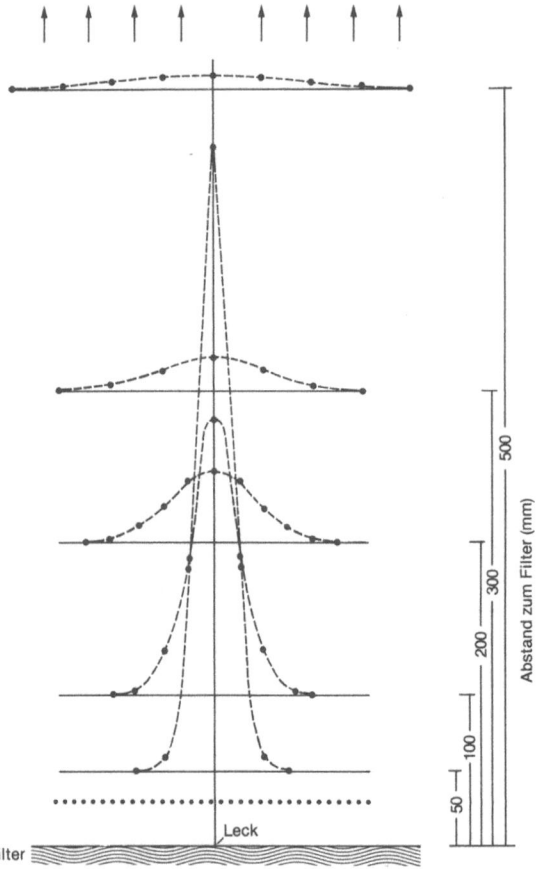

Abb 23 Abnahme der Partikelkonzentration hinter einem Leck durch „Verschmieren" uber ein großer werdendes Gebiet [nach HORTIG (85)]

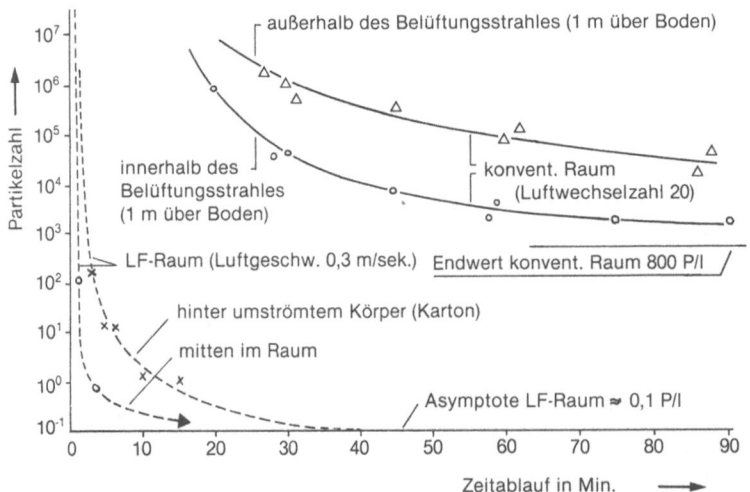

Abb. 24 Abklingen einer hohen, plötzlich freigewordenen Partikelkonzentration als Funktion der Zeit bei turbulenter Strahlluftung und in einem LF-Reinraum

Werden plötzlich an einem bestimmten Ort in einem Raum große Partikelkonzentrationen freigesetzt, werden diese Partikel abtransportiert. Die Abklingfunktionen zeigen, daß die turbulenzarme Verdrängungslüftung innerhalb kurzer Zeit die Partikelkonzentration um Größenordnungen abbaut. Dieses Abklingen ist hinter umströmten Körpern deutlich verzögert, es ist jedoch auch da noch unvergleichbar schnell gegenüber dem Abklingen einer derartigen Stoßmarkierung im strahlgelüfteten Raum, selbst wenn dieser Raum mit einer Luftwechsezahl von 20 je Stunde betrieben wird (Abb. 24).

1.2. Geschichtliche Entwicklung der LF-Reinraumtechnik

K. BRACHT und W. SATTEL

Das Instrumentarium der LF-Reinraumtechnik gehört zu den Maßnahmen, die Verunreinigungen in bestimmten Bereichen verhindern sollen. Entsprechend der Art bestimmter Tätigkeiten, die in einem derartigen Milieu durchgeführt werden, können solche Maßnahmen sehr unterschiedlicher Art sein und dabei Hilfsmittel der verschiedensten Disziplinen darstellen. Dieser Zusammenhang wird unschwer deutlich, wenn man sich eine Reihe von Problemkreisen vor Augen führt, in denen Arbeitsgänge dadurch gefährdet werden, daß Schadstoffe den Prozeß oder das Produkt einer Fertigung verunreinigen:

Die Herstellung von Transistoren führt zu Ausschuß, wenn während der Produktion Staubteilchen winzige Leiterbahnen unterbrechen.

Kugellager- und Servo-Elemente funktionieren nach kurzer Lebensdauer nicht mehr, wenn eingedrungene Partikel, die zu großen Reibungsverlusten führen, das Produkt zerstört haben.

Verunreinigte Medikamente schädigen den Organismus des Patienten unter Umständen mehr, als die Wirkstoffe zur Heilung der Krankheit beitragen

Lebensmittel verderben und werden zur Gefahr durch Mikroorganismen, die bei der Herstellung in das Produkt gelangt sind

Mikrobiologische Experimente mißlingen, weil Bakterien und Viren aus der Umgebung in den Versuchsaufbau eindringen und die Ergebnisse verfälschen.

Die Aufzucht von Orchideenkeimlingen mißlingt, wenn Bakterien und Pilzrasen die Kultur überwuchern und die Keimlinge „ersticken"

Steuerungssysteme in der Luft- und Raumfahrttechnik versagen, wenn Staubteilchen die mechanischen Komponenten zerstört oder kleinste Durchgänge für Gase oder Flüssigkeit zugesetzt haben

Die Wiedergabeköpfe von Bild- und Tonaufzeichnungsgeräten werden nach relativ kurzer Zeit unbrauchbar, weil kleinste Staubteilchen zwischen Band und Abtastkopf die Vergütung der Kopfoberfläche zerstören

Schnittbrot verdirbt — zumal bei ungünstiger Lagerung — sehr schnell, weil während des Schneidens und Verpackens Keime eindringen

Filme und Tonbänder werden unbrauchbar, wenn während der Herstellung Staubpartikel in die Emulsionen gelangen

Die Erprobung von Medikamenten im vorklinischen Stadium muß abgebrochen werden, wenn die Versuchstiere durch eingeschleppte Keime erkranken.

Elektrische Mikroschalter erreichen ihre Schaltleistung nicht, wenn die Kontakte durch den Einfluß von Verunreinigungen korrodiert sind.

Diese Beispiele, die im übrigen Bereiche betreffen, in denen die LF-Reinraumtechnik heute entscheidend zur Verbesserung des Arbeitserfolges beitragen kann, verdeutlichen, daß die „Kontrolle von Verunreinigungen" (Contamination Control) sich mit sehr komplexen Zusammenhängen auseinandersetzt und in den verschiedensten Arbeitsgebieten Lösungsmöglichkeiten aufzeigen will.

Als „Verunreinigung" werden hierbei unerwünschte teilchenförmige, gasförmige, flüssige, feste oder gelöste Stoffe sowie Strahlung innerhalb einer bestimmten Umgebung verstanden. Die Definition folgt einer NASA-Veröffentlichung aus dem Jahre 1968 mit dem Titel "Contamination Control Principles" [38]. Diese Arbeit macht auch den größeren Zusammenhang, in den die LF-Reinraumtechnik einzuordnen ist, deutlich.

Unter LF-Reinraumtechnik im engeren Sinne verstehen wir Maßnahmen zur Kontrolle von Verunreinigungen der Luft durch Anwendung der turbulenzarmen Verdrängungsströmung (Laminar-Flow-System). Im weiteren Sinne gehören zur LF-Reinraumtechnik aber auch alle Maßnahmen, die zur Vermeidung von Luftverunreinigungen (etwa im Bereich der Prozeßtechnik, der Personalführung und Überwachung) dienen.

Die Literatur zum Thema LF-Reinraumtechnik nennt üblicherweise W. J. WHITFIELD als „Erfinder" der Reinraumtechnik [183, 184], obwohl bereits 1959 REGENSCHEIT [126], allerdings im Zusammenhang mit der Beschreibung der Luftführung in Farbspritzkabinen für die Automobilindustrie, das Prinzip der „turbulenzarmen Verdrängungsströmung" beschrieben hatte. Die Entwicklungsarbeit, die unter Leitung von WHITFIELD zum Konzept des Laminar-Flow-Systems führte, wurde im Auftrage der NASA bei der Sandia Corporation in Albuquerque, New Mexiko, USA, Anfang der 60er Jahre geleistet. Auch die LF-Reinraumtechnik ist also, wie so viele andere Errungenschaften unserer modernen Welt, ein „Abfallprodukt" der Raumfahrttechnik.

Hochleistungsschwebstoffilter (im deutschen Sprachgebrauch HOSCH-Luftfilter, im amerikanischen Sprachgebrauch HEPA-Filter) mit einem Abscheidegrad von mindestens 99,97% gegenüber einem Testaerosol von 0,3 µm Durchmesser, waren Anfang der 60er Jahre bereits in weiten Bereichen der Industrie, der Medizin und der Kerntechnik als Bestandteil von Lüftungsanlagen zur Abscheidung von Schwebstoffen aus der Luft eingesetzt. Untersuchungen in Räumen mit HOSCH-gefilterter Zuluft im Zusammenhang mit den Aktivitäten im Raum und besonders in Abhängigkeit von der Personaldichte ergaben im Minimum Staubpegel in der Größenordnung von 3,5 Mio. Teilchen der Größe 0,5 µm und darüber je Kubikmeter Luft, die auch bei größten Anstrengungen zur Vermeidung von Teilchenemissionen im Raum nicht wesentlich unterschritten werden konnten. WHITFIELD erkannte als entscheidende Gründe für diesen relativ hohen Verunreinigungspegel der Luft die im Raum befindlichen Emissionsquellen und die unkontrollierten Luftströmungsverhältnisse. Das Ziel seines Forschungsvorhabens war deshalb ein Raum- oder Arbeitsplatztyp mit selbstreinigender Funktion.

Durch umfangreiche Untersuchungen wurde ein System gefunden, das dieser Anforderung entsprach und im amerikanischen Sprachgebrauch unter der Bezeichnung „Laminar-Flow-System" bekannt wurde. Der deutsche Ausdruck „turbulenzarme Verdrängungsströmung" beschreibt dieses System wesentlich besser.

Bildlich gesprochen besteht das Prinzip der turbulenzarmen Verdrängungsströmung darin, daß die über eine Fläche, die im allgemeinen dem HOSCH-Filter entspricht, in den Raum eingeblasene „reine" Luft kolbenförmig, also wie durch einen Kolben in einem Zylinder, den gesamten Reinen Raum „abdruckt" und dadurch die Ausbreitung der in diesem Bereich freigesetzten Verunreinigungen verhindert und sie unmittelbar beseitigt (s. Beitrag 1.1.).

An dieser Stelle sei ein Hinweis zu der Bezeichnung „Laminar-Flow-System" eingefügt. Ingenieure bedienen sich professionell einer sehr knappen Ausdrucksweise, die für den Außenstehenden oft mißverständlich erscheint. Gerade im amerikanischen Sprachgebrauch finden sich häufig Idiome, die zwar sehr anschaulich sind, und deshalb für den Eingeweihten den Sachverhalt deutlich umschreiben, bei sachlicher Überprüfung aber Anlaß zur Kritik geben. Aus Äußerungen WHITFIELDS wie auch anderer Mitverfasser des US-Federal-Standard 209 ist bekannt, daß der dort eingeführte Begriff „Laminar-Flow-System" nicht im eigentlichen Sinn des Wortes zu verstehen ist, sondern vielmehr andeuten soll, daß bei der Anwendung des Systems gleichförmige Luftströmungsverhältnisse unter Vermeidung von Turbulenzen erzielt werden können. Der sehr unscharfe Begriff „Laminar-Flow" war aber längst allgemein gebräuchlich, als bei zunehmender Verbreitung dieses Systems im medizinischen Bereich heftige Kritik gegen diese Bezeichnung einsetzte. Im deutschen Sprachgebrauch ist der richtige, aber „unbequeme" Ausdruck „turbulenzarme Verdrängungsströmung" zur Vermeidung von Mißverständnissen zwar immer wieder verwandt worden, hat sich aber noch nicht nachhaltig durchsetzen können.

In dem ersten Versuchsraum mit einem LF-System, der bei der Sandia Corporation, Albuquerque, N.M., USA, installiert wurde, konnte WHITFIELD ohne Schwierigkeiten Teilchenpegel unter 3500 Teilchen 0,5 µm und größer pro Kubikfuß Luft erreichen. Innerhalb kurzer Zeit entwickelte man auf der Basis des Laminar-Flow-Systems verschiedene Bauformen von Laminar-Flow-Räumen sowie unterschiedliche Konfigurationen staubfreier Arbeitsplätze, die nach dem Laminar-Flow-System arbeiteten. Ihre schematische Darstellung erfolgte im US-Federal-Standard 209 b [58].

In LF-reinen Räumen und LF-reinen Arbeitsplätzen gibt es zwei prinzipiell verschiedene Typen der Luftführung: Die Luftströmung kann vertikal von oben nach unten (Downflow, im deutschen Sprachgebrauch Fallstrom) oder horizontal (Crossflow, im deutschen Sprachgebrauch Querstrom) erfolgen. Die Auswahl der Strömungsrichtung ist in der Regel von der Anordnung des im LF-Bereich vorgesehenen Arbeitsprozesses abhängig. Dabei ist von der Forderung auszugehen, daß die Bezirke, die unmittelbar aus der Zuluftfilterwand bzw. Zuluftfilterdecke mit reiner Luft angeströmt werden, mit praktisch teilchenfreier Luft beaufschlagt werden. Man nennt diesen Bereich, der durch Teilchenquellen im Raum nicht gefährdet wird, „first air"-Positionen im LF-Bereich. Stromabwärts gelegene Arbeitsplätze sind notwendigerweise einer möglichen Kontamination durch vorgelagerte Positionen ausgesetzt. Aus diesem Grunde werden LF-Räume in Fallstromanordnung, die in bezug auf Investitionskosten und Betriebskosten aufwendiger sind, bevorzugt dann eingesetzt, wenn für alle Positionen im Raum gleichzeitig extrem hohe Reinheitsanforderungen wünschenswert erscheinen. LF-Reine Räume mit Querstrom sind angezeigt, wenn eine Staffelung der Reinheitsanforderungen an den verschiedenen Positionen möglich erscheint. Die Positionen mit höchsten Anforderungen sind dann in die „first air" zu bringen, während Plätze mit geringeren Reinheitsanforderungen stromabwärts angeordnet werden.

Für LF-Reine Arbeitskabinen, die als mobile Einheiten innerhalb größerer Räume aufgestellt werden können, gilt bezüglich der Luftstromanordnung und ihrer Einsetzbarkeit entsprechendes.

In LF-Reinen Arbeitsplätzen gelingt es, sowohl bei der Querstrom- als auch der Fallstromanordnung, den Arbeitsprozeß in der „first air" anzuordnen. Hierbei sind für die Auswahl des richtigen Gerätes praktische Gründe, wie etwa die Abmessungen des Prozeßequipments, die mögliche Beeinträchtigung des Personals beim Eingriff in den Prozeß sowie der möglicherweise notwendige Schutz des Personals vor freiwerdenden Luftverunreinigungen beim Prozeß von Bedeutung.

Hatten die Veröffentlichungen von WHITFIELD bereits dazu geführt, daß Betriebe, die im engeren und weiteren Sinne mit der Raum- und Luftfahrt beschäftigt waren, erste Versuche mit der LF-Reinraumtechnik anstellten, so brachte es die Herausgabe des US-Federal-Standard 209 [58] im Dezember 1963 mit sich, daß der Stand der technischen Entwicklung bereits frühzeitig dokumentiert und einer breiteren Öffentlichkeit zugänglich gemacht wurde. Dieser Standard, zuletzt 1973 überarbeitet, bringt im Hauptteil Definitionen sowie allgemeine und besondere Anforderungen an Reine Räume und Reine Arbeitsplätze sowie im Anhang Begriffsbestimmungen, Bedingungen in Reinen Räumen, Hinweise für den Entwurf von Reinen Räumen sowie Aussagen über Tests für Überwachung und Betrieb von Reinen Räumen und darüber hinaus Richtlinien zur Erzielung verschiedener Reinraumklassen. Bis zur Herausgabe entsprechender nationaler Richtlinien galt der US-Federal-Standard 209b auch in Europa als Grundlage für Garantien im Bereich der LF-Reinraumtechnik. Entsprechende Entwürfe stehen in der BRD und der Schweiz vor dem Abschluß.

LF-Reine Räume und LF-Reine Arbeitsplätze fanden in den folgenden Jahren eine sehr schnelle Verbreitung, wobei die eingangs erwähnten Beispiele die mannigfachen Anwendungsmöglichkeiten der LF-Reinraumtechnik deutlich machen. Bereits 1965 beschrieben AUSTIN und TIMMERMANN [12] die bis dahin vorliegenden, umfangreichen Erfahrungen in den verschiedensten Bereichen von Industrie und Medizin. Seit 1961 hat die monatlich erscheinende Zeitschrift "Contamination Control" [37] den Stand der Technik im Bereich der LF-Reinraumtechnik dargestellt. Von Einzelentwicklungen, z.B. in England, abgesehen, war man in Europa bis etwa 1966 darauf angewiesen, sich direkt an den amerikanischen Entwicklungen der LF-Reinraumtechnik zu orientieren. Erst ab 1970 konstituierten sich auch in Europa nationale Fachgremien, die in Symposien und Fachtagungen zum interdisziplinären Erfahrungsaustausch beigetragen haben.

An dieser Stelle scheint ein Hinweis auf die Einordnung der LF-Reinraumtechnik in den Gesamtkomplex der Kontrolle von Verunreinigungen wichtig, bevor die Entwicklung der LF-Reinraumtechnik im medizinischen Bereich aufgezeigt werden soll.

Es besteht heute kein Zweifel mehr daran, daß die LF-Reinraumtechnik ein hochwirksames Mittel zur Kontrolle von Luftverunreinigungen darstellt. Es wäre jedoch verfehlt anzunehmen, daß mit der Beherrschung von Luftverunreinigungen die ganze Problematik der Verunreinigungen beseitigt wäre. Eine gezielte und sinnvolle Anwendung der LF-Reinraumtechnik sollte durch ergänzende Maßnahmen begleitet werden, die alle anderen Quellen und Wege von Verunreinigungen eindämmen oder beseitigen. Als Beispiele solcher Maßnahmen seien hier angeführt: die sorgfältige Reinigung von Geräten und Materialien vor Einbringen in den Reinen Raum; die Kontrolle von Grundstoffen, Flüssigkeiten, Gasen usw., die für den Prozeß benötigt werden; die Vermeidung von Verunreinigungen durch Kontakt oder Sedimentationen großer Teilchen oder Tröpfchen, die von der turbulenzarmen Verdrängungsströmung nicht mehr beeinflußt werden können; die richtige Gestaltung des Arbeitsprozesses, um Eigenkontamination zu verhindern; die laufende Überwachung und Kontrolle des Prozesses in bezug auf die Einhaltung aller Maßnahmen zur Kontrolle von Verunreinigungen. All dies läßt sich durch die Feststellung verallgemeinern, daß eine turbulenzarme Verdrängungsströmung zwar den Prozeß und seine Umgebung reinhalten, aber eben nicht rein machen kann. Es wäre fatal, wenn bei Anwendung der LF-Reinraumtechnik im blinden Vertrauen auf die turbulenzarme Verdrängungsströmung vorher geübte Vorkehrungen zur Kontrolle von Verunreinigungen vernachlässigt würden.

Im Bereich der operativen Medizin wurde die LF-Reinraumtechnik erstmals durch JOHN C. WHITCOMB von der Lovlace-Klinik in Albuquerque, New Mexico, USA, angewandt. WHITCOMB arbeitete seit 1962 eng mit der Gruppe um WHITFIELD von der Sandia Corporation in Albuquerque zusammen, um zu überprüfen, ob das Laminar-Flow-System geeignet sein könnte, die Luftkeimpegel in kritischen Bereichen des Krankenhauses zu reduzieren. Nach bakteriologischen Untersuchungen, die deutlich machten, daß Staubfreiheit mit Keimfreiheit gleichzusetzen ist, wurde 1966 eine Laminar-Flow-Kabine von der Lovlace-Klinik in Betrieb genommen [182].

In einem vorhandenen Operationsraum wurde ein eigens für diesen Zweck entwickeltes LF-Aggregat, das die vorhandene Klimaanlage des OP-Raumes nutzt, eingebaut, der sterile Operationsbereich durch Kunststoffvorhänge, die am Zuluftsystem an der Decke des Raumes befestigt sind, abgegrenzt. Vorfilter, Ventilatoren, HOSCH-Filterdecke und Beleuchtungskörper sind in einer kompakten Zuluft-Baueinheit untergebracht, die an der Raumdecke aufgehangt wurde. Die Luft verläßt den sterilen Arbeitsbereich durch einen freien Bereich zwischen Kunststoffvorhang und Boden und strömt innerhalb des umgebenden Raumes zur Zuluft-Baueinheit zurück.

Am M.D.-Anderson-Hospital und Tumor-Institut Houston, Texas, wurde 1967 die erste LF-Intensiv-Pflegestation für Leukämie-Patienten installiert. Die Anlage besteht aus zwei LF-Räumen, die horizontal durchströmt werden, wobei die Patienten so angeordnet sind, daß sie vom Kopfende her überströmt werden. Die LF-Intensiv-Räume bieten ausreichend Raum für die Patienten und gestatten im Notfall einen ungehinderten Zugang des Personals zum Patienten. Im Normalfall erfolgt die Beschickung der Räume mit allem notwendigen Material an einer Längswand jeden Raumes (Abb. 25).

Fox [63] legte 1969 eine sehr eingehende Studie vor. Seine Untersuchungen bestätigten die von WHITCOMB [182] gefundenen Verbesserungen des Keimpegels im Operationsraum bei Anwendung des Laminar-Flow-Systems, zeigten jedoch

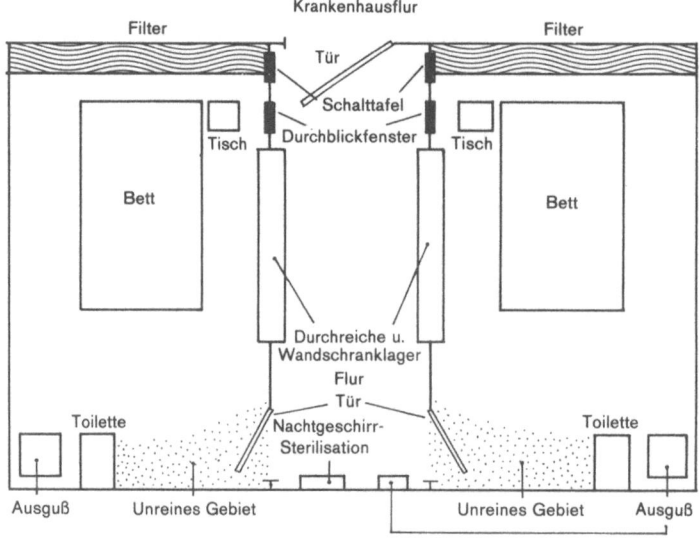

Abb. 25. Grundrißplan einer LF-Zwillingseinheit auf der Intensivpflege (nach BODEY [21])

gleichzeitig mögliche Vereinfachungen im operativen Ablauf bei Anwendung des Querstrom-Prinzips auf.

Bereits seit 1961 beschäftigten sich der englische Orthopäde JOHN CHARNLEY und sein Team intensiv mit Fragen der Infektionsprophylaxe, da relativ hohe Infektionsraten bei Operationen mit totalem Hüftgelenksersatz auftraten. In verschiedenen aufeinanderfolgenden Phasen entwickelte CHARNLEY ein in sich geschlossenes Konzept zur Vermeidung von Infektionen, wobei sein erster Ansatzpunkt darin bestand, in einer möglichst klein gehaltenen Operationskabine lediglich die an der Operation direkt beteiligten Personen unterzubringen. Diese Operationskabine wurde so gestaltet, daß der Kopf des Patienten sowie die Anaesthesie außerhalb der Kabine angeordnet werden konnten. Zur Kontrolle von Luftverunreinigungen innerhalb der Operationskabine wurde das Zuluftvolumen schrittweise erhöht und bei einer Luftwechselzahl von ca. 33 pro Stunde als ausreichend befunden. Die Zuluftfilterung war so ausgelegt, daß eine sichere Abscheidung von Teilchen oberhalb 2 µm erfolgte. Um die noch im Raum befindlichen, potentiellen Keimquellen (Operationsteam) beherrschen zu können, führte CHARNLEY zusätzlich mit einer Abluft-Absaugung versehene Kittel und Helme ein. Die Forschungsarbeit CHARNLEYs [35] hat zur Entwicklung des „Charnley-Greenhouse" einschließlich der dazu gehörenden Arbeitstechnik, speziell für den totalen Hüftgelenkersatz, geführt.

Deutliche Impulse erfuhr die Entwicklung der LF-Reinraumtechnik in der Medizin durch Lösungsansätze, die als Alternative zum Laminar-Flow-System anzusehen sind: Bei der Aufzucht von gnotobiotischen Versuchstieren (keimfreie Aufzucht) werden seit langer Zeit geschlossene Isolatorsysteme eingesetzt. Diese Isolatoren bestehen normalerweise aus einem geschlossenen, verschweißten Kunststoffkörper mit eingeschweißten Gummihandschuhen zur Durchführung von Operationen innerhalb des Isolators. Die Luftversorgung dieser Einheiten erfolgt über Zuluft-Schwebstoffilter und eine entsprechende sichere Entlüftung. Das Ein- und Ausbringen der Tiere selbst sowie aller erforderlichen Materialien erfolgt durch desinfizierbare Schleusen. Diese Isolatorsysteme in den unterschiedlichsten Konfigurationen dienen dem Zweck, das gefährdete Objekt durch eine primäre Barriere vor Kontaminationen zu schutzen. Es liegen ausreichende Erfahrungen mit derartigen Systemen auch im humanmedizinischen Bereich vor, um zu belegen, daß bei konsequenter Befolgung der entsprechenden Sicherheitsvorschriften ein Schutz des Milieus innerhalb des Isolators vor Kontaminationen von außen möglich ist. Erfahrungen in Deutschland konnte das Department für Kinderheilkunde der Universität Ulm mit den auch in der Laienpresse bekanntgewordenen Zwillingen Werner und Erwin sammeln, die an einem konnatalen Immundefekt litten. Nach einer Mitteilung von DIETRICH, Ulm [49], verfügen auch LEVINE im N.I.H. Bethesda/Maryland und SCHIMPF, Baltimore/Maryland, über Erfahrungen im Isolatorsystem (s. Beitrag 6.2.). Gewisse Nachteile des Isolatorsystems bestehen in dem großen personellen Aufwand und bei der Beschickung und Entsorgung des Systems sowie in der Behinderung des Bedienungspersonals bei Manipulationen am Patienten. Ein weiterer nicht zu unterschätzender Nachteil von Isolatorsystemen besteht darin, daß innerhalb des Isolators unkontrollierte Luftströmungen herrschen, die beim Vorliegen von Keimquellen innerhalb des Systems zur Rekontamination führen können. Aus diesem Grunde ist für den Intensivpflegebereich in besonders kritischen Fällen wiederholt der Versuch gemacht worden, eine Kombination zwischen der LF-Reinraumtechnik und Elementen der Isolatortechnik zu verwirklichen.

Auf der Basis des Isolatorsystems sind auch Modelle entwickelt worden, um besondere Operationen unter sterilen Bedingungen durchzuführen [136]. In diesem Fall wird das Operationsgebiet von einem Isolator mit eingearbeiteten Handschuhen und Schutzanzügen für die Operateure umgeben. Das gesamte notwendige Operationsinstrumentarium wird vor Durchfuhrung der Operation in den Isolatorbereich eingeschleust Wundgebiet und Operationsteam sind durch eine Barriere in Form des Isolators voneinander getrennt, um dadurch eine Kontamination von außen zu verhindern.

Bei Anwendung der LF-Reinraumtechnik erfolgt im Gegensatz zur konventionellen Beluftung eine Verdrangung des gesamten Luftvolumens aus dem Raum, wodurch neben der Gewahr für höchste Reinheitsbedingungen der Zuluft eine wirksame Kontrolle von im Raum emittierten Verunreinigungen erzielt wird. Bezogen auf die Luftwechselzahl im Raum ergibt sich bei konventionellen Systemen eine systembezogene Grenze im Bereich von 20–40 Luftwechseln pro Stunde. Bei Anwendung des Laminar-Flow-Systems werden in Abhängigkeit von den Abmessungen des Raumes, d.h. in Abhängigkeit von der Lauflänge der turbulenzarmen Verdrangungsstromung durch den Raum, Luftwechselzahlen in der Größenordnung von 400 bis 700 erzielt. Dabei läßt die Luftwechselzahl bei Anwendung der turbulenzarmen Verdrängungsströmung keinen Hinweis auf die Wirksamkeit des Systems zu, vielmehr ergibt sich die Luftwechselzahl automatisch als Funktion der konstanten Luftgeschwindigkeit von $0{,}45 \pm 0{,}1$ m/sec. Diese Feststellung sowie die Tatsache, daß LF-Reinraumsysteme mit relativ hohem Aufwand installiert werden mussen, führte den schwedischen Ingenieur ALLANDER zu der

Überlegung, ein Belüftungssystem für Operationsräume zu konstruieren, das bei gleichem Aufwand wie konventionelle Belüftungssysteme eine Verbesserung des Keimpegels im kritischen Operationsbereich ermöglichen sollte. Das Konzept von ALLANDER [3] geht davon aus, durch ein perforiertes, umschriebens Deckenfeld etwa 90% des Gesamtvolumens an Luft für einen konventionellen Operationssaal senkrecht in den Raum einzuführen und durch einen Luftschleier mit wesentlich höherer Luftgeschwindigkeit das Reinluftfeld gegenüber dem verbleibenden Raum „abzusichern".

Bei der Kontrolle des Teilchengehaltes der Luft mittels Teilchenzählgeräten konnte ALLANDER feststellen, daß dieses Luftführungssystem den bei konventioneller, turbulenter Strahllüftung erreichbaren Teilchenpegel im leeren Raum im kritischen Bereich senken konnte.

Die LF-Reinraumtechnik fand in allen Bereichen der Industrie unmittelbar nach ihrem Bekanntwerden sehr rasch eine weite Verbreitung. Ohne Zweifel waren dafür im wesentlichen wirtschaftliche Gesichtspunkte maßgeblich, da trotz hoher Aufwendungen für LF-Anlagen und LF-Geräte deutliche Erfolge in bezug auf die Senkung von Ausschußraten erzielt werden konnten.

In den verschiedenen Bereichen der Medizin verging dagegen eine relativ lange Zeit, bis die LF-Reinraumtechnik zum Durchbruch gelangte. So stellte anläßlich einer Umfrage in den Vereinigten Staaten die Zeitschrift "Contamination Control" [38] 1970 erst 23 LF-Anlagen in Operationsräumen und Intensivpflegestationen fest, und auch 1971 waren erst 76 LF-Anlagen in Betrieb. Eine Umfrage im Jahre 1972 ergab dagegen, daß zu diesem Zeitpunkt in den Vereinigten Staaten bereits etwa 300 LF-Anlagen im Krankenhausbereich eingesetzt waren.

Die erste Laminar-Flow-Operationskabine im Vertikalstromsystem in Europa wurde 1969 im Arbeitsunfall-Krankenhaus, Linz, von J. BÖHLER in Betrieb genommen. In der Folgezeit wurden in der Schweiz (WEBER und MÜLLER), in der Bundesrepublik (Göttingen) sowie England, Frankreich und Skandinavien Laminar-Flow-Operationskabinen und -räume vor allem in orthopädischen Kliniken eingeführt. Eine Übersicht installierter und im Bau befindlicher Anlagen ist in Kapitel 9 aufgelistet.

1.3. Laminar-Flow-Systeme in der Chirurgie

K. BRACHT und W. SATTEL

Im Hinblick auf eine Anwendung des Laminar-Flow-Systems in der Chirurgie ist die organisatorische Ausgangssituation im Operationsraum bedeutungsvoll. Das Operationsteam arbeitet in dichter Gruppierung um den Patienten; dabei variiert die Anordnung des Teams zum Kranken in Abhängigkeit von der Art des durchzuführenden Eingriffes. Diese Feststellung gilt selbst dann, wenn sich eine Anwendung der LF-Reinraumtechnik auf nur vereinzelte chirurgische Fachrichtungen beschränkt.

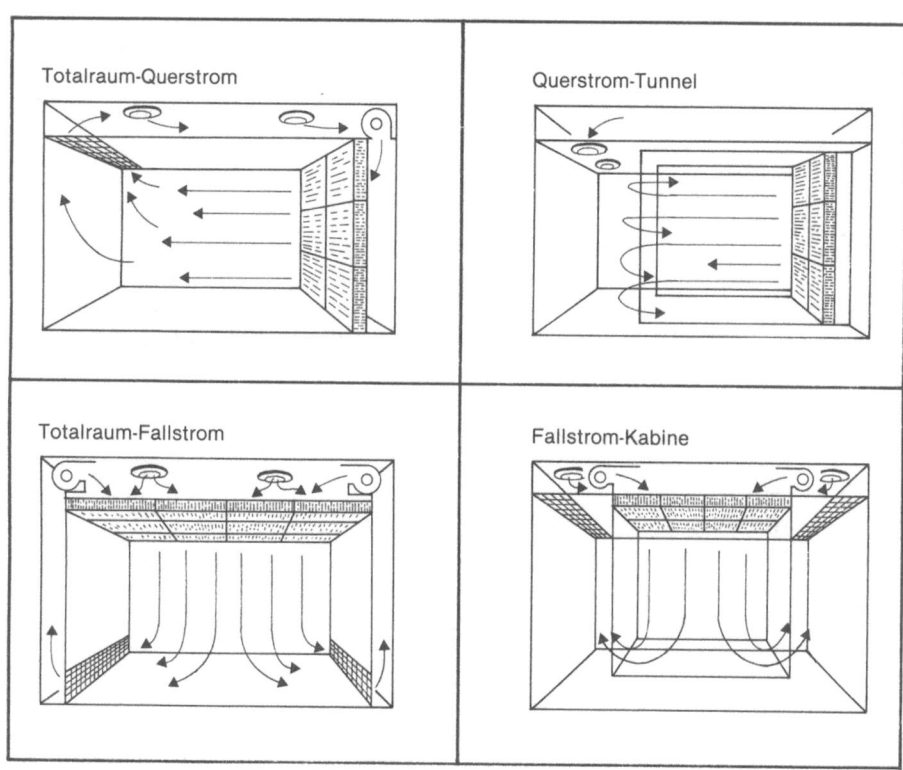

Abb. 26 LF-Konzepte für die Chirurgie in schematischer Darstellung (nach MARCH [109])

Unter Berücksichtigung dieser Situation ist davon auszugehen, daß eine optimale Nutzung des Laminar-Flow-Systems nur dann zu gewährleisten ist, wenn das gesamte Aktionsfeld des Operationsteams — gegebenenfalls mit Ausnahme des Anaesthesisten — durch die turbulenzarme Verdrängungsströmung abgesichert wird. Hierzu ist ein mehr oder weniger großes Raumangebot erforderlich, das prinzipiell verschieden ausgelegt sein kann.

LF-Reinraum-Systeme für die Chirurgie sind vier Grundkonzeptionen zuzuordnen, die sich in die beiden Gruppen LF-Totalraum-Lösungen (Querstrom- oder Fallstrom-Anordnung) und LF-Raum-im-Raum-Lösungen (Querstrom- oder Fallstrom-Kabine) zusammenfassen lassen (Abb. 26). Die Auswahl der LF-Konzeption im konkreten Fall ist abhängig von der jeweiligen Ausgangssituation, die im wesentlichen durch medizinisch-technische und organisatorische Anforderungen einerseits sowie durch konstruktive Möglichkeiten andererseits geprägt ist. In Tabelle 2 wird der Versuch gemacht, die wichtigsten Auswahlkriterien für LF-Konzepte in der Chirurgie tabellarisch zusammenzustellen. Unter Berücksichtigung dieser Kriterien werden nachstehend die verschiedenen Systeme diskutiert.

Tabelle 2. Auswahlkriterien für LF-Konzepte in der Chirurgie

1. *Bauliche Voraussetzungen*
   1.1. Neubau (Berucksichtigung im Planungsstadium)
   1 2. Vorhandene Raume (nachtraglicher Einbau)
2 *Medizintechnik*
   2.1. Raumdecke (Operationsleuchte, Rontgen-C-Bogen, Chirurgie- und Anaesthesie-Ampeln)
   2.2. Platzbedarf (Extentionstisch, Deckenrontgengerat, Herz-Lungen-Maschine, Monitore, Narkosegeräte)
3. *Platzbedarf*
   Große des Teams, Besucher bei Lehrbetrieb, sonstige Medizintechnik
4. *Nutzung des Raumes*
   4.1. Spezialisierung auf bestimmte Eingriffe (z.B. Alloprothesen)
   4.2 Universelle Nutzung (u.U. auch für septische Operationen)
5 *Organisation*
   5.1. Operationstechnik
   5.2. Eingliederung des Operationsraumes in den OP-Trakt
6. *Kosten*
   6.1. Baulicher Aufwand (Raumbedarf, ggf. Umbaukosten)
   6.2. Aufwand für LF-Aggregate in Abhängigkeit vom erforderlichen Luftvolumen des Primarkreislaufes
   6.3. Zusatzkosten (Klimaanlage für Sekundarkreislauf, Schalldämpfung, Luftkanale)
   6.4. Montage
   6 5. Betriebskosten

LF-Raum-im-Raum-Lösungen

Die ersten LF-Lösungen für die Chirurgie gingen durchweg davon aus, in bestehenden Operationsräumen das Laminar-Flow-System auf die gegebene Situation anzuwenden. Dieser praktischen Ausgangslage entsprechend wurde der kritische Bereich innerhalb des Operationsraumes definiert und der Versuch gemacht, allein diese Zone durch eine turbulenzarme Verdrängungsströmung abzusichern (Abb. 27). Ohne Zweifel hat dabei für die gefundenen, unterschiedlichen LF-Lösungen die jeweils zu Grunde liegende, spezielle chirurgische Disziplin eine Rolle gespielt. Den verschiedenen LF-Raum-im-Raum-Lösungen ist gemeinsam, daß die Rückluftführung des Primärkreislaufes gewöhnlich innerhalb des gegebenen Operationsraumes erfolgt, in dem die LF-Operations-Zone installiert ist. Eine interessante Variante hat WEBER [177] entwickelt (Abb.28). In der von ihm angegebenen Kabine werden 80% des Luftvolumens über die doppelwandig ausgestalteten Längsseiten wieder dem Primärkreis zugeführt; 20% des umgesetzten Luftvolumens entweichen durch Überdruck am Boden der „Sterilbox" und werden durch den Sekundärkreis ersetzt.

Beim Querstrom-Tunnel wird die LF-Zulufteinheit vor einer Seitenwand des Operationsraumes installiert (Abb.29). Sie umfaßt die Vorfilter, Ventilatoren, Luftverteilkammer sowie die HOSCH-Filterwand. Der LF-Bereich ist durch den Fußboden und die Raumdecke sowie zwei seitliche Wandelemente abgegrenzt, so

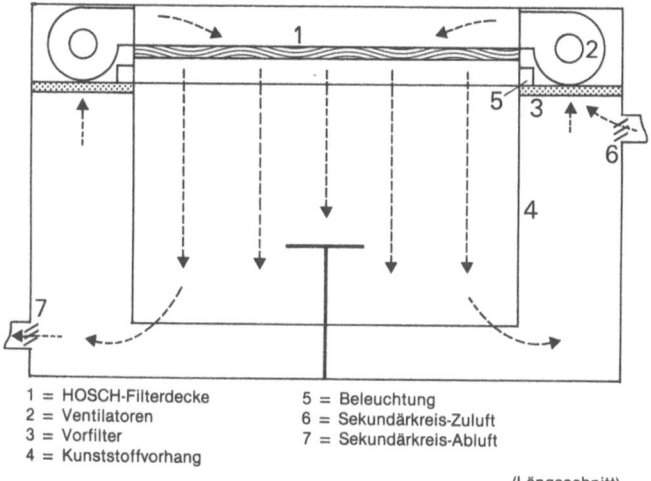

1 = HOSCH-Filterdecke
2 = Ventilatoren
3 = Vorfilter
4 = Kunststoffvorhang

5 = Beleuchtung
6 = Sekundärkreis-Zuluft
7 = Sekundärkreis-Abluft

(Längsschnitt)

Abb. 27 LF-Raum-im-Raum-System Fallstrom mit Kunststoffvorhangen als Begrenzung des Operationsbereiches

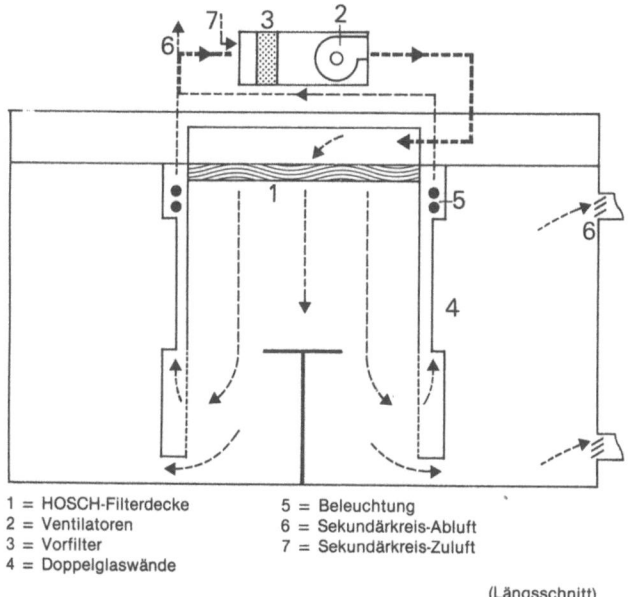

1 = HOSCH-Filterdecke
2 = Ventilatoren
3 = Vorfilter
4 = Doppelglaswände

5 = Beleuchtung
6 = Sekundärkreis-Abluft
7 = Sekundärkreis-Zuluft

(Längsschnitt)

Abb. 28 LF-Fallstrom-Kabine (GREENHOUSE)

daß die turbulenzarme Verdrängungsströmung im gesamten definierten LF-Bereich durch parallele Seitenbegrenzungen, die senkrecht zur Zuluft-HOSCH-Filterwand angeordnet sind, geführt wird. Das der Zulufteinheit gegenüberliegende Ende des so entstehenden Strömungstunnels ist offen und gestattet dadurch einen freien Austritt der Luft in den Raum. Innerhalb des umgebenden freien Raumbe-

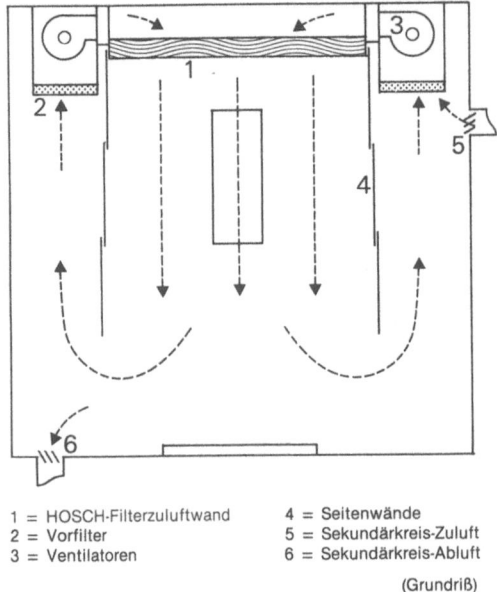

1 = HOSCH-Filterzuluftwand 4 = Seitenwände
2 = Vorfilter 5 = Sekundärkreis-Zuluft
3 = Ventilatoren 6 = Sekundärkreis-Abluft

(Grundriß)

Abb. 29. LF-Querstrom-Tunnel

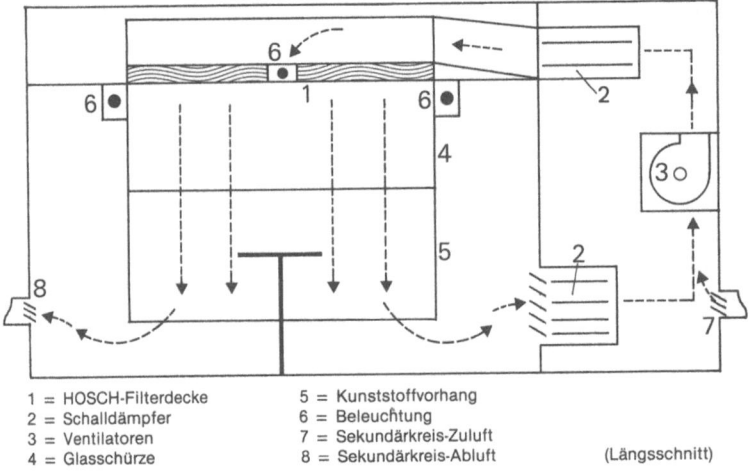

1 = HOSCH-Filterdecke 5 = Kunststoffvorhang
2 = Schalldämpfer 6 = Beleuchtung
3 = Ventilatoren 7 = Sekundärkreis-Zuluft
4 = Glasschürze 8 = Sekundärkreis-Abluft

(Längsschnitt)

Abb. 30 LF-Raum-im-Raum-System Fallstrom mit separatem Maschinenraum

reiches wird der Primärkreisluftstrom zur Zulufteinheit zurückgeführt. In bestimmten Fällen kann die Luftrückführung auch oberhalb einer Zwischendecke, die den LF-Bereich abgrenzt, erfolgen. Bei Fallstrom-Kabinen wird die Zulufteinheit unterhalb der vorhandenen Raumdecke angeordnet (Abb. 30). Die seitliche Führung der turbulenzarmen Verdrängungsströmung, die senkrecht von der Hosch-Filterdecke zum Fußboden strömt, erfolgt durch Wandelemente, Glas-

oder Kunststoffvorhänge, die den LF-Bereich von allen vier Seiten zu einer regelmäßigen Kabine eingrenzen. Die Primärluft verläßt den LF-Bereich durch einen in Fußbodennähe umlaufenden freien Abströmbereich oder wird teilweise durch kanalförmig ausgebildete Doppelwand-Systeme zur Zulufteinheit zurückgeführt. Im ersten Fall strömt die Primärkreisluft durch den umgebenden Raumbereich aufwärts zur Zulufteinheit zurück.

Sowohl bei der Neukonzeption, als auch bei der nachträglichen Ausstattung vorhandener Operationsräume mit dem Laminar-Flow-System ergeben sich bei Raum-im-Raum-Lösungen die geringsten konstruktiven Schwierigkeiten. Bei der Planung, die gegebene Verhältnisse in vorhandenen Räumen berücksichtigen muß, wird die Entscheidung für Querstrom-Tunnel oder Fallstrom-Kabine im wesentlichen durch medizinisch-technische und organisatorische Gesichtspunkte beeinflußt. Lediglich die heute in vielen Fällen vorliegende niedrige Höhe von Operationsräumen stellt zuweilen einen limitierenden Faktor für die Fallstrom-Kabine dar, da durch die Zulufteinheit ca. 500 mm und mehr an Raumhöhe im Bereich der vorhandenen Operationssaaldecke verloren gehen. Auf Grund der gegenüber Totalraum-Konzepten relativ geringen Primärkreis-Luftströme bei Raum-im-Raum-Lösungen kann hier in vielen Fällen davon ausgegangen werden, daß die für konventionelle Operationsräume übliche Klimatisierung ausreicht, um die Sekundärkreislauffunktion des Laminar-Flow-Systems zu übernehmen. Besonders beim Querstrom-Tunnel besteht dabei in der Regel nicht einmal die Notwendigkeit, Primärkreislauf und Sekundärkreislauf zu integrieren, solange durch die Anordnung der Klima-Zuluft-Auslässe sichergestellt ist, daß das gesamte Sekundärvolumen vor Eintreten in den LF-Bereich durch die HOSCH-Filter der Zulufteinheit geführt wird. Demzufolge ist im Gegensatz zu Totalraumlösungen für Raum-im-Raum-Lösungen im Normalfall kein zusätzlicher Raumbedarf außerhalb des Operationssaales notwendig.

Durch LF-Raum-im-Raum-Lösungen wird der sonst zur Verfügung stehende Operationsraum auf den Bereich eingegrenzt, der für die Durchführung des Eingriffes unbedingt erforderlich ist. Diese Einengung betrifft in besonderem Maße die Möglichkeit der Nutzung von medizinisch-technischen Geräten. Während beim Querstrom-Tunnel die Decke des ursprünglichen Raumes erhalten bleiben kann und damit die dort abgehängten Aggregate in vielen Fällen ohne Veränderung weiter zu benutzen sind, steht die ohnehin vergleichsweise klein gehaltene HOSCH-Filterdecke der Fallstrom-Kabine für die Anbringung von medizinisch-technischen Geräten praktisch nicht zur Verfügung. Aus diesem Grunde werden normalerweise in Fallstrom-Kabinen seitlich angebrachte Tiefstrahler zur Ausleuchtung des Operationsfeldes eingesetzt. Auf den Einsatz von voluminösen Aggregaten (z.B. Röntgen-C-Bogen oder großflächige Operationsleuchten) muß in der Regel verzichtet werden, während Anschlüsse für Energie und Gasversorgung ohne Schwierigkeiten in den Seitenwänden der Kabine unterzubringen sind. Neben der Führung der Luftströmung im LF-Bereich bilden die luftundurchlässigen Begrenzungsflächen auch eine physische Barriere zwischen Operationszone und Umgebung. Diese gewollte Begrenzung bringt es jedoch mit sich, daß der gegebene Raum nur für bestimmte Operationstypen ausreicht. Dies gilt insbesondere für Fallstrom-Kabinen, die von allen vier Seiten her begrenzt sind, während das offene Ende des Querstrom-Tunnels eine gewisse Anpassungsmöglichkeit, insbesondere auch bei der vorübergehenden Anwendung von medizinisch-technischen Geräten bietet. Den Forderungen des Lehrbetriebes kommen Raum-im-Raum-Systeme insofern allerdings entgegen, als Besucher sich ohne weiteres außerhalb der Begrenzungswände ohne Störung des Operationsablaufes aufhalten können und dennoch gute Beobachtungsmöglichkeiten haben, da praktisch bei allen Modellen die Begrenzungsflächen aus transparentem Material bestehen, um die Kommunikation nach außen sicherzustellen. Ein wesentlicher Grund für die relativ schnelle Verbreitung von LF-Reinraumkonzepten in der Chirurgie lag in den Infektionsproblemen, die sich bei der Einführung der Totalprothetik des Hüftgelenkes ergaben. Besonders das Konzept der Fallstrom-Kabine wurde, den Überlegungen CHARNLEYS folgend, unter Berücksichtigung der bei diesen Eingriffen vorliegenden Bedingungen entwickelt. Die Durchführung anderer Operationstypen ist aber in diesen Kabinen teilweise erschwert und in einigen Fällen sogar unmöglich. Der Querstrom-Tunnel bietet hier, besonders, wenn er bei großen Operationsräumen entsprechend breit ausgeführt werden kann, universellere Einsatzmöglichkeiten. Insbesondere besteht die Möglichkeit, solange die seitlichen Wandelemente einschiebbar sind, den Operationsraum ohne wesentliche Raumbeeinträchtigung in voller Ausdehnung zu nutzen, wenn Laminar-Flow-Bedingungen nicht benötigt werden. In diesem Fall kann das LF-System abgeschaltet und die sonst als Sekundär-System eingesetzte Klimaanlage allein zur Aufrechterhaltung der Reinraum-Bedingungen betrieben werden. Diese Möglichkeit kommt vor allem den Kliniken entgegen, die auf Grund der geringen Anzahl zur Verfügung stehender Operationsräume keinen räumlichen Verzicht eingehen wollen.

Im Vergleich zum Totalraum-Konzept sind die Kosten für Raum-im-Raum-Systeme deutlich niedriger. Dies ist in erster Linie eine Folge der relativ geringen Umbauarbeiten sowie des Verzichtes auf Aggregate und Kanalführungen außerhalb des Operationsraumes. Wegen der vergleichsweise geringeren Anforderungen an die umgewälzten Luftmengen sind auch die Kosten für die LF-Aggregate niedriger. Allerdings können zusätzliche Kosten beim Einbau von Raum-im-Raum-Lösungen in Abhängigkeit vom konstruktiven Aufbau des Tunnels bzw. der Kabine und der notwendigen Änderungen der medizinisch-technischen Einrichtungen entstehen. Dies gilt vor allem für Fallstrom-Kabinen mit integrierter Medizintechnik.

Bei Raum-im-Raum-Lösungen werden normalerweise alle Primärkreiskomponenten im Operationssaal selbst untergebracht. Daher bieten diese Lösungen, insbesondere bei nachträglichem Einbau mit normaler Ausstattung, weniger Komfort, z.B. in bezug auf Geräuschentwicklung und Wärmeentstehung, als Totalraum-Lösungen, bei deren Auslegung sich von vornehrein alle Anforderungen optimal berücksichtigen lassen. Die Erfüllung extremer Forderungen kann durch die dann nötigen Aggregate zu erheblichen Zusatzkosten führen. Bei Fallstrom-Kabinen können darüber hinaus Zusatzkosten für die Integration des Sekundärkreislaufes mit dem LF-System entstehen.

Die Montagekosten für Querstrom-Tunnel sind relativ gering, da es die heute vorhandenen Systeme im Baukastensystem gibt und sie innerhalb weniger Tage montiert werden können, ohne daß dabei gewöhnlich wesentliche Baumaßnahmen erforderlich wären. Auch bei Fallstrom-Kabinen, die normalerweise zu höherem Montageaufwand führen, liegen die Montagekosten deutlich unter denen der sonst als Sekundärsystem eingesetzten Klimaanlage, die allein zur Aufrechterhaltung der Raumklimabedingungen betrieben wird. Diese Möglichkeit kommt vor allem den Kliniken entgegen, die auf Grund der geringen Anzahl der zur Verfügung stehenden Operationsräume auf keinen vorhandenen Operationsraum verzichten können.

Die Arbeit in LF-Raum-im-Raum-Konzepten zwingt das Operationsteam auf Grund des relativ geringen Raumes natürlich zu besonderer Disziplin während der Arbeit. Bei Fallstrom-Kabinen und vorwiegend orthopädischer Implantatchirurgie befinden sich der Kopfbereich des Patienten und das Anaesthesie-Team außerhalb der Kabine. Im Querstrom-Tunnel und -Raum erfolgt die Lagerung des Kranken im Normalfall mit gewissen, vom Operationstyp abhängigen Abweichungen in der Längsachse, so daß vom Fußende zum Kopf die „Primärluft" möglichst frei von „Störkörpern" das Operationsfeld erreichen kann.

Wenn auch beide Systeme eine räumliche Beschränkung bedeuten, so gestaltet sich in den meisten Fällen eine Anwendung der in konventionellen Räumen üblichen Operationstechnik problemloser unter den Gegebenheiten eines Querstrom-Tunnels als in einer Fallstrom-Kabine.

LF-Totalraum-Lösungen

LF-Reine Räume, in Quer- oder Fallstromanordnung, können grundsätzlich in jeder beliebigen Größe verwirklicht werden. Bei horizontaler Strömungsführung (Querstrom) besteht eine Wand des Raumes aus HOSCH-Filterelementen, durch die die Zuluft des Primärkreislaufes in den Raum gebracht wird. Bei „idealer" Anordnung ist die gegenüberliegende Wand als Abströmwand ausgebildet, d.h. die Primärkreisluft strömt gleichförmig durch eine mit Vorfiltern ausgerüstete Wand und verläßt damit den Raum. Der Primärkreislauf wird geschlossen, indem eine Rückführung des Abluftstromes durch Kanäle, normalerweise oberhalb der Raumdecke, zur HOSCH-Filterwand erfolgt (Abb. 31). Im Verlauf dieser Kanalführung wird der Sekundärkreislauf angeschlossen, d.h. ein Anteil des Primärluftvolumens wird durch aufbereitete Frischluft ersetzt, um die klimatechnischen Bedingungen im Raum zu erfüllen. Bei den im Operationsraum üblichen Raumhöhen besteht auch die Möglichkeit, im Abluftbereich den Weg des Primärkreislaufes abzukürzen, indem die Luft durch ein Deckensegment der gegenüberliegenden Wand abgesaugt wird (Abb. 31-33). Diese Anordnung ist allerdings nur zulässig, wenn während der laufenden Operation in diesem engen Bereich des Raumes keine extremen Anforderungen an die Luftqualität gestellt werden.

Bei vertikaler Strömungsführung (Fallstrom) besteht die Raumdecke aus HOSCH-Filterelementen, während bei „idealer" Anordnung der Fußboden als luftdurchlässige Gitterkonstruktion ausgebildet ist und so eine gleichförmige Primärkreis-Abluftführung ermöglicht. Die Rückluftführung erfolgt außerhalb des Raumes längs zweier Seitenwände des Raumes aufwärts zur Zuluftdecke zurück. Auch hier besteht die Möglichkeit, das System wesentlich zu vereinfachen und praktikabel zu gestalten, indem die Raumluft durch zwei gegenüberliegende Wandsegmente längs des Fußbodens abgesaugt wird. Diese Anordnung wiederum ist jedoch nur zulässig, wenn Länge und Breite des Raumes die normalen

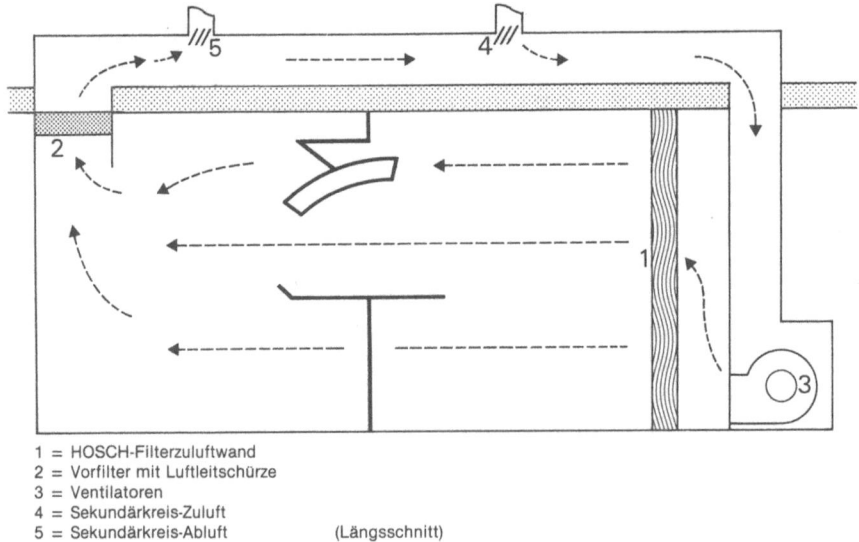

1 = HOSCH-Filterzuluftwand
2 = Vorfilter mit Luftleitschürze
3 = Ventilatoren
4 = Sekundärkreis-Zuluft
5 = Sekundärkreis-Abluft   (Längsschnitt)

Abb. 31. LF-Totalraum-Querstrom

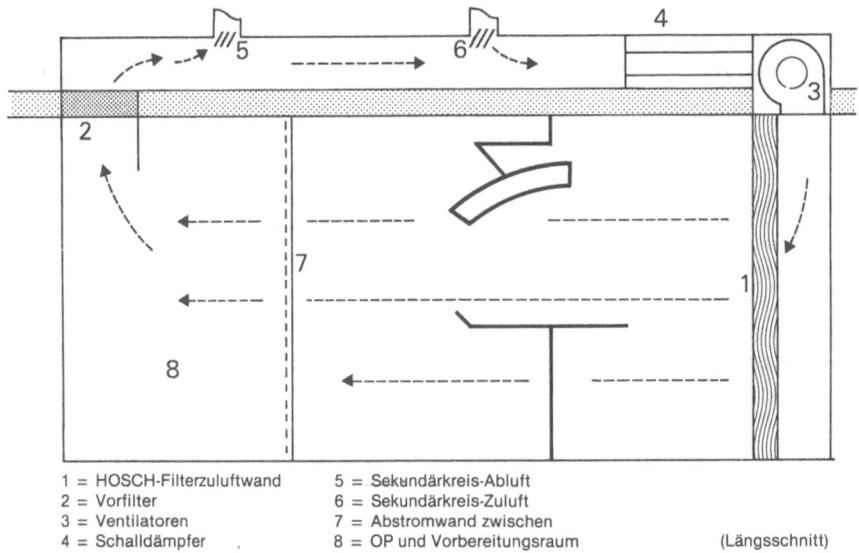

1 = HOSCH-Filterzuluftwand   5 = Sekundärkreis-Abluft
2 = Vorfilter   6 = Sekundärkreis-Zuluft
3 = Ventilatoren   7 = Abstromwand zwischen
4 = Schalldämpfer   8 = OP und Vorbereitungsraum   (Längsschnitt)

Abb 32 LF-Totalraum-Querstrom mit Vorbereitungsraum

Abmessungen eines Operationsraumes nicht übersteigen, da sonst die Gefahr besteht, daß die turbulenzarme Verdrängungsströmung sich in Raummitte bereits in OP-Tischhöhe teilt und so zu Turbulenzzonen im kritischen Operationsbereich führen kann. Diese Effekt wird ohnehin bei der Fallstrom-Anordnung mit seitlicher Abluftführung durch die enge Anordnung des OP-Teams zum Operationstisch unterstützt.

Laminar-Flow-Systeme in der Chirurgie

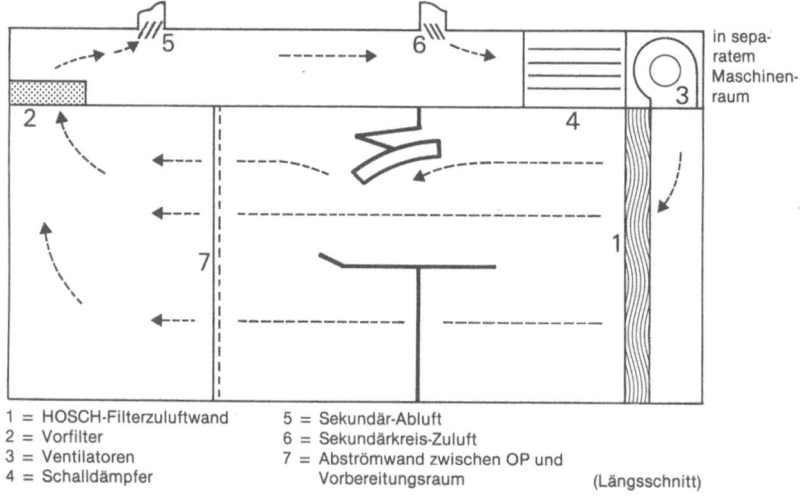

1 = HOSCH-Filterzuluftwand
2 = Vorfilter
3 = Ventilatoren
4 = Schalldämpfer
5 = Sekundär-Abluft
6 = Sekundärkreis-Zuluft
7 = Abströmwand zwischen OP und Vorbereitungsraum

(Längsschnitt)

Abb 33. LF-Totalraum-Querstrom mit Vorbereitungsraum

Bereits aus dieser knappen Darstellung wird klar, daß LF-Totalraum-Lösungen über den eigentlichen nutzbaren Operationsraum hinaus einen vermehrten Platzbedarf in unmittelbarer Umgebung des Raumes für die Führung des Primärkreislaufes benötigen.

Aus diesem Grunde darf man davon ausgehen, daß derartige Lösungen in der Regel nur als integrierter Bestandteil von Neubauplanungen verwirklicht werden können, es sei denn, die Klinik ist bereit, Umbauaufwendungen in Kauf zu nehmen.

Das medizinisch-technische Gerät ist heute im Operationsraum aus vielerlei Gründen an der Raumdecke angebracht. Praktisch in jedem Falle bestimmt die OP-Leuchte, auch bei Verwendung besonders kleiner Abmessungen, den verfügbaren Bereich oberhalb des Operationsteams. In bezug auf die Geräteaufstellung erweist sich daher bei Einbauten in vorhandene Operationsräume in der Regel das Querstrom-System dem Fallstrom-System gegenüber als anpassungsfähiger, da in der Fallstromdecke die Geräte nur eingebaut werden können, wenn Blindflächen in Kauf genommen werden.

LF-Totalraum-Lösungen ermöglichen, gleichgültig ob in Querstrom- oder Fallstrom-Anordnung, die Befriedigung praktisch jeden Wunsches in bezug auf ein ausreichendes Platzangebot. Räume selbst mit mehreren OP-Tischen (z. B. für Organtransplantationen) sind im Rahmen dieses Konzeptes ohne konstruktive Probleme zu verwirklichen. Ausreichendes Raumangebot ist auch für den Lehrbetrieb von Bedeutung, da gegebenenfalls Studenten und Besuchern Gelegenheit gegeben werden muß, den Operationsverlauf zu beobachten. Dies bringt allerdings gerade im Totalraum die Notwendigkeit strenger Disziplin im Verhalten von Beobachtern mit sich. Auch in bezug auf die Anpassung des Operationsraumes an die Erfordernisse unterschiedlicher Fach-Disziplinen bietet das Totalraum-Konzept ideale Möglichkeiten. Es hat sich in der bisherigen Entwicklungsphase gezeigt, daß die Fallstromversion noch überwiegend als Raum-im-Raum-

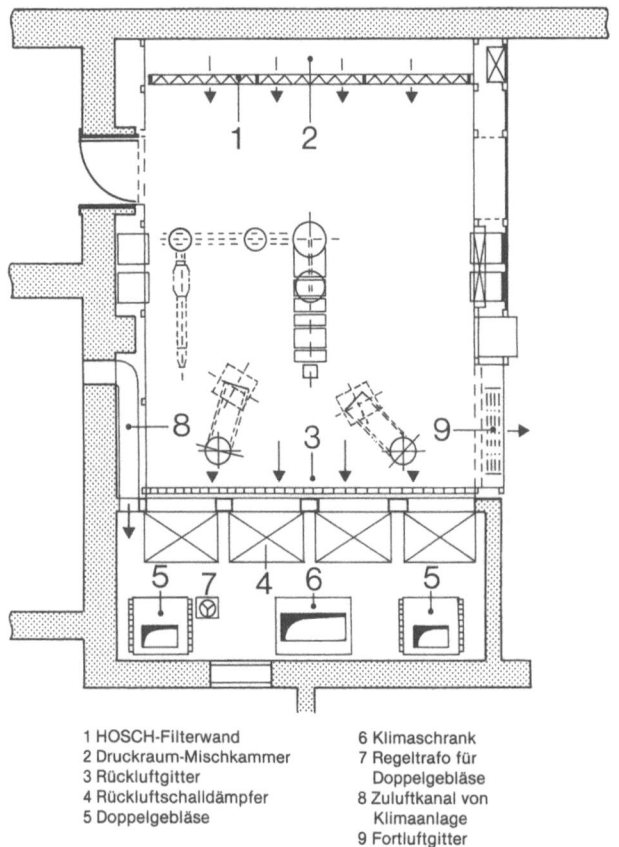

Abb. 34. Grundriß des LF-OP-Raumes (Göttinger Konzept)

1 HOSCH-Filterwand
2 Druckraum-Mischkammer
3 Rückluftgitter
4 Rückluftschalldämpfer
5 Doppelgebläse
6 Klimaschrank
7 Regeltrafo für Doppelgebläse
8 Zuluftkanal von Klimaanlage
9 Fortluftgitter

Lösung Verbreitung gefunden hat. Daher bleibt es abzuwarten, ob mit der zunehmenden Verbreitung der LF-Reinraumtechnik in der Chirurgie bestimmte Fach-Disziplinen zu dem Ergebnis kommen, die Fallstrom-Anordnung auch im Totalraum verwirklichen zu sollen.

In Krankenhäusern mit nur wenigen und gemeinsam mit anderen Disziplinen genutzten Operationssälen kann sich aus organisatorischen Gründen die Notwendigkeit ergeben, den LF-Operationsraum auch für Operationen zu nutzen, bei denen die Anwendung der LF-Technik unnötig erscheint.

Wegen der notwendigen Integration des Laminar-Flow-Systems in die Klimatisierung des Raumes besteht keine Möglichkeit, das LF-System in diesen Fällen isoliert auszuschalten. Es kann dann allerdings im Rahmen der ohnehin zu empfehlenden Tag-Nacht-Schaltung ein entsprechend wirtschaftlicher Betriebszustand gewählt werden.

Ausgehend von der Feststellung, daß im LF-Totalraum bei Querstrom- wie Fallstrom-Anordnung an jedem Punkt nachhaltig wesentlich bessere Bedingungen herrschen als in konventionellen Operationsräumen, ergeben sich bezüglich

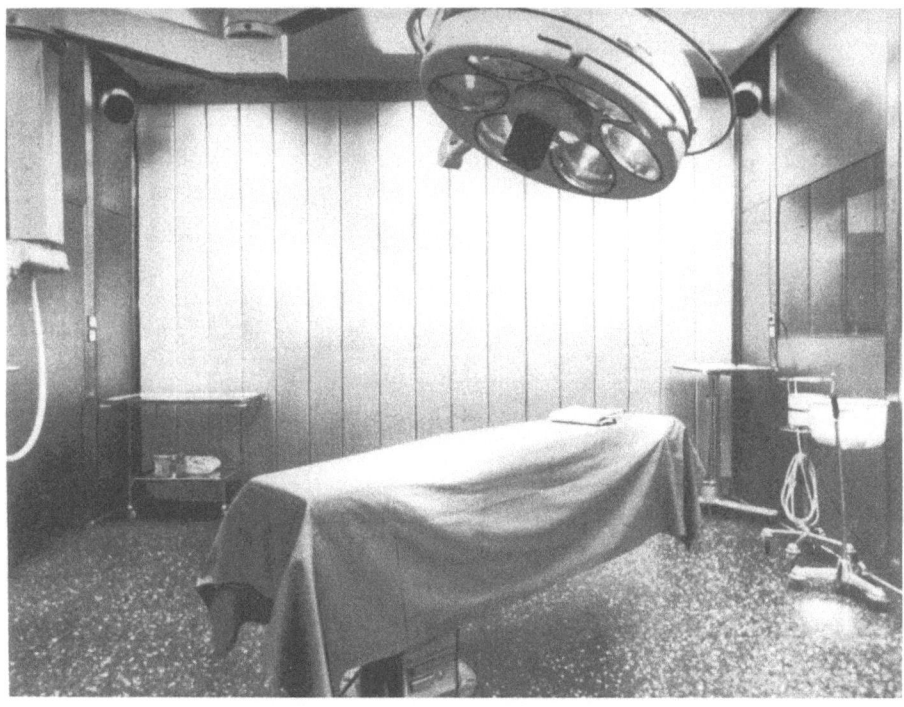

Abb. 35 LF-Raum Göttingen. Weitwinkelaufnahme mit Blick zur HOSCH-Luftfilterwand

der Gestaltungsmöglichkeiten der Ablauforganisation neue Möglichkeiten. Bei der Adaption der bewährten aseptischen Operationsmethoden auf den LF-Operationsraum bestehen beim Totalraum im Vergleich zur Raum-im-Raum-Lösung kaum Schwierigkeiten. Freilich sollte der Chirurg versuchen, die gebotenen besseren Bedingungen auch voll zu nutzen. Aus diesem Grunde wird man die Anordnung des Wundgebietes, der Instrumententische und des OP-Teams so vornehmen, daß in den kritischen Regionen „Primärluft"-Bedingungen herrschen. Unter diesem Gesichtspunkt erfordert der Fallstromraum die geringste Umorientierung, solange der Bereich über dem Wundgebiet und den Instrumententischen frei von Apparaten und Personalaktivitäten gehalten werden kann. Beim Querstromraum ist die Anordnung hingegen so zu treffen, daß stets ein freier Zustrom für die Primärluft von der Zuluft-Filterwand zum Wundgebiet und den Instrumententischen aufrecht erhalten wird (s. dazu Abschnitt 4.3. Reinraumgerechtes Verhalten).

Bezüglich der Neuorganisation des Operationstraktes auf der Basis von erweiterten LF-Totalraum-Lösungen im Sinne von LF-Zonen bieten sich Möglichkeiten zu Konzepten, die eine sehr flexible Gestaltung der OP-Raumeinheiten zulassen. Solche Konzepte (s. Kapitel 3. Operationsraum-Planung) durften jedoch aus technischen und finanziellen Gründen vorzugsweise auf der Basis der Querstromanordnung zu verwirklichen sein, gelangten aber bisher in vollem Umfange noch nicht zur Ausführung (Abb. 34–36).

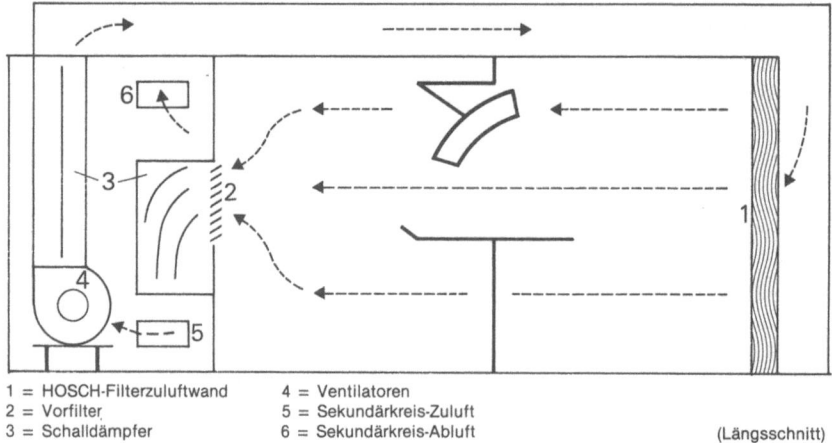

1 = HOSCH-Filterzuluftwand 4 = Ventilatoren
2 = Vorfilter 5 = Sekundärkreis-Zuluft
3 = Schalldämpfer 6 = Sekundärkreis-Abluft (Längsschnitt)

Abb. 36. LF-Totalraum-Querstrom (Göttinger Konzept)

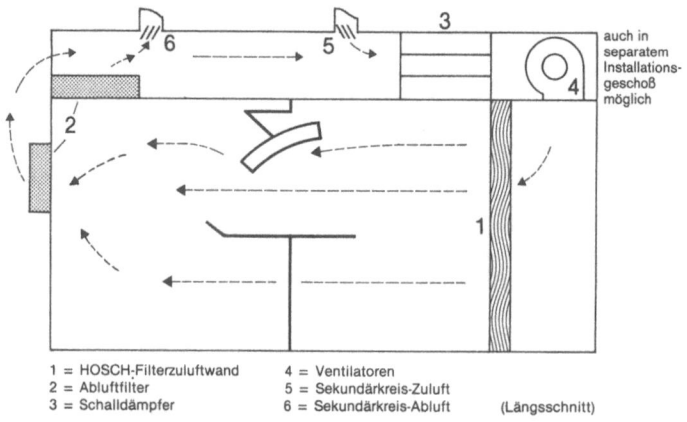

1 = HOSCH-Filterzuluftwand 4 = Ventilatoren
2 = Abluftfilter 5 = Sekundärkreis-Zuluft
3 = Schalldämpfer 6 = Sekundärkreis-Abluft (Längsschnitt)

Abb. 37. LF-Totalraum-Querstrom

Nach dem zuvor Gesagten ist es einleuchtend, daß die Kosten für Totalraum-Lösungen in der Regel erheblich höher als bei Raum-im-Raum-Lösungen liegen. Allein der gegenüber konventionellen Operationsräumen größere Raumbedarf macht dies bereits deutlich. Falls in bestehenden Operationssälen Totalraum-Lösungen nachträglich verwirklicht werden sollen, muß in vielen Fällen zum Einbau der erforderlichen Aggregate auf nutzbare Räume in größerer Entfernung zurückgegriffen werden (Abb. 37). Die dann erforderlichen Arbeiten nehmen häufig längere Zeit in Anspruch und bedingen nicht selten eine langfristige Störung des Operationsbetriebes sowie eine Verringerung der dem Operationstrakt zugeordneten Raumeinheiten. Der Aufwand für die LF-Aggregate steht in direktem Verhältnis zum erforderlichen Luftstrom des Primärkreislaufes. Da die Luftgeschwindigkeit im Raum entsprechend dem U.S. Federal Standard 209b mit

0,45 ± 0,1 m/sec festgelegt ist, müssen je 1 m² HOSCH-Filterzuluftfläche ca. 1620 m³/h Luft durch den Primärkreislauf gefördert werden. Die wesentlichen Komponenten des Primärkreislaufes sind die Zuluftventilatoren, die HOSCH-Filterwand bzw. -decke, Ablufteinheiten, Vorfilter sowie Umluft-Kanalführungen. Normale, regelmäßige Abmessungen des LF-Operationsraumes vorausgesetzt, liegen entsprechend dem Verhältnis der erforderlichen Luftströme die Kosten der Fallstrom-Anordnung etwa doppelt so hoch wie die der Querstrom-Anordnung. Mit jeder Steigerung des Luftstromes des Primärkreislaufes gehen eine Reihe von Sekundärerscheinungen, wie Geräuschentwicklung, Wärmeentstehung, Vibration u. ä. einher. Die Aufwendungen für Aggregate zur Beherrschung dieser Sekundärprobleme steigen mit zunehmenden Luftströmen überproportional, besonders dann, wenn im Rahmen von Umbaumaßnahmen z. B. die vorhandene Klimaanlage den neuen Bedingungen nicht mehr entspricht. Im Rahmen einer integrierten Neubauplanung hingegen sind die hier aufgezeigten Probleme natürlich mit zwar vergleichsweise hohen, aber technisch und auch medizinisch vertretbaren Mitteln zu beherrschen. Die Montage- sowie die Betriebskosten für die Querstrom- bzw. Fallstrom-Anordnung liegen entsprechend dem oben Ausgeführten in vergleichbaren Relationen und damit ebenfalls deutlich über den Aufwendungen für Raum-im-Raum-Lösungen.

Beim zusammenfassenden Vergleich der Querstrom-Anordnung gegenüber der Fallstrom-Anordnung wird deutlich, daß LF-Totalräume in Fallstromausführung im wesentlichen wohl infolge der ungünstigen Kosten-Nutzen-Relation in der Chirurgie bisher nur geringe Verbreitung fanden. Bevorzugt setzt sich die entsprechende Querstromversion durch, insbesondere wenn das LF-Reinraumkonzept bereits bei der Neuplanung berücksichtigt werden konnte.

Zusammenfassung

Die Entscheidung für das „richtige" LF-Konzept sollte stets auf der Basis der konkreten Ausgangssituation getroffen werden, da, wie oben gezeigt, jede Lösungsmöglichkeit Stärken und Schwächen aufweist. Im Bemühen, die LF-Reinraumtechnik optimal einzusetzen, stellt weder die Größe des Primärkreisluftstromes noch die Entscheidung zwischen der Querstrom- und Fallstrom-Anordnung das Entscheidende dar, sondern allein die Frage, ob der als gefährdet definierte Bereich durch die turbulenzarme Verdrängungsströmung nachhaltig gegen Luftverunreinigungen abgesichert werden kann. Diese Ziel läßt sich erreichen, wenn das unmittelbare Wundgebiet im "First-Air"-Bereich angeordnet wird und dadurch Infektionen, die originär auf Luftverunreinigungen zurückzuführen sind, vermieden werden. Wesentliche Bedeutung für den Nutzeffekt der Anlage kommt also einem, dem gewählten System angepaßten, „reinraumgerechten" Verhalten zu. In Europa sind seit 1969 in steigendem Maße LF-Operationsräume eingeführt worden. Die bisher in der Praxis erprobten Modelle zeigen, daß auf der Basis der aus systematischen Gründen für diesen Beitrag zugrunde gelegten Grundkonzepte eine Vielzahl von Varianten entstanden sind, um im Einzelfall örtliche und medizinische Anforderungen zu erfüllen.

2. Experimentelle und klinische Untersuchungen in Laminar-Flow-Systemen

W. Sattel und H.-J. Peiper

Ziel der experimentellen Untersuchungen im Fall- und Querstrom-System sollte der Nachweis sein, inwieweit dieses spezielle Lüftungssystem den Faktor „Luftkontamination" im Operationssaal beeinflussen kann. Die Methodik wurde so ausgerichtet, daß sie sich ausschließlich auf den Operationsablauf und die Gegebenheiten im Operationssaal bezog. Bei allen Untersuchungen wurde der Bakteriengehalt der Luft mit dem Gelatinefilter-Verfahren untersucht. Sie fanden unter den besonderen Bedingungen des Laminar-Flow statt, wobei sich unter experimentellen und klinischen Gegebenheiten folgende Anforderungen stellten:

1. Die Möglichkeit der Luftprobeentnahme in unmittelbarer Wundumgebung,
2. quantitative Abscheidung aller Partikel und Keime,
3. technisch und methodisch einwandfreie Anwendungsmöglichkeiten bei hohen und niederen Keimkonzentrationen,
4. Eignung der Kontrolle im Laminar-Flow-System, d.h. isokinetische Probeentnahme,
5. möglichst geringer Arbeits- und Materialaufwand.

Von Bedeutung erschienen auch strömungstechnische Untersuchungen und die Abklärung folgender Fragen:

a) Strömungstechnische Untersuchungen am medizinisch-technischen Gerät mit Simulation von Operationssituationen am Operationstisch.
b) Bakteriennachweis im Lehrversuch und Probeentnahmen mit einem Luftsammelgerät,
c) Abklatschproben von eingebrachten Geräten.

2.1. Fallstrom-Systeme

Die Strömungsversuche haben gezeigt, daß ein vertikaler „Laminar-Flow"-Raum mit Verdrängungsströmung als Operationsraum geeignet ist. Partikel werden auch in den simulierten Situationen auf schnellem Weg nach unten weggeführt. Eine Kreuzkontamination zwischen möglichen Keimquellen und sterilem Gut bzw. der Operationswunde wird wirkungsvoll verhindert. Dies trifft sogar unter ungünstigen Verhältnissen zu, da die Geschwindigkeit in den Wirbelzonen noch so groß ist, daß Keime nicht sedimentieren und innerhalb kurzer Zeit aus dieser Zone weggetragen werden.

Die bakteriologischen Untersuchungen führten zu folgenden Ergebnissen:

Die eingebrachten Keime werden innerhalb kürzester Zeit nach Einsetzen des Laminar-Flow aus dem Raum entfernt. Unterhalb kontaminierter Geräte ist eine sehr geringe Keimzahl, und diese ist nur mit geeigneten Methoden festzustellen. An turbulenzerzeugenden Flächen sind in der Turbulenzzone bei artefizieller Kontamination Keime nachweisbar. Unterhalb der Turbulenzzone verteilen sich eingebrachte Keime über relativ weite Flächen abseits des direkten Stromes, wenn unterhalb der ersten Turbulenzzone (z.B. OP-Lampe) ein zweites Strömungshindernis (Kopf des Operateurs und OP-Tisch) vorhanden ist. Die sonst im leeren Raum herrschenden Laminar-Flow-Bedingungen sind beim Einbringen von medizinisch-technischem Gerät unter Anwesenheit von Personen im Raum nicht überall vorhanden.

2.2. Querstrom-Systeme

Mit der gleichen Methodik und Fragestellung wurden in einer Querstromkabine die oben aufgeführten Fragen untersucht. Auch hier war nach experimenteller Kontamination des Querstromraumes mit Bakterienaerosol bei stillgelegter Anlage nach Einschalten der Anlage in wenigen Sekunden die Raumluft bakterienfrei. Für einen Operationsraum unter Operationsbedingungen bedeutet dies eine permanente hochgradige Keimarmut. Bei Messungen von Partikeln und Keimen an Versuchspersonen abluftseitig in Höhe des Kopfbereiches können sowohl Partikel als auch Keime nachgewiesen werden. Da auf der Zustromseite im Querstromraum die Luft praktisch partikelfrei ist, wurden die festgestellten Partikelzahlen sowie Keime mit Sicherheit aus dem Kopfbereich der Versuchsperson abgegeben. Daraus ist der Schluß zu ziehen, daß, je mehr der Kopf-Hals-Bereich durch Operationsmasken geschützt ist, um so weniger Partikel und Keime abgegeben werden. Um eine an der Grenze der Nachweisbarkeit liegende Keimabgabe zu erreichen und den Faktor „Luft" als aerogene Infektionsquelle der Operationswunde möglichst klein zu halten, empfiehlt sich das Tragen von Kopfhauben bzw. Helmen. Bei kontinuierlicher Vernebelung von Keimen in Nackenhöhe von Versuchspersonen konnten sowohl 20 cm über Scheitelhöhe als auch in Hüfthöhe Keime nachgewiesen werden. Die Keime waren im Windschatten der Versuchsperson entlang einer Turbulenzzone und senkrecht zum Querstrom gewandert. Dieses Untersuchungsergebnis verdeutlicht die Notwendigkeit, eine Partikel- und Keimabgabe aus dem Kopfbereich des Operationsteams zu vermeiden, und bei der Aufstellung des Operationsteams zum Wundgebiet, wenn operationstechnisch möglich, in der Primärluft zu operieren. Bei Operationen ist die Ausleuchtung der Operationswunde durch lichtstarke Operationslampen notwendig. Konventionelle Operationslampen haben oft einen recht beachtlichen Durchmesser und vermögen die turbulenzarme Strömung nicht unerheblich zu stören. Durch Strömungsversuche konnte nachgewiesen werden, daß bei Verwendung einer

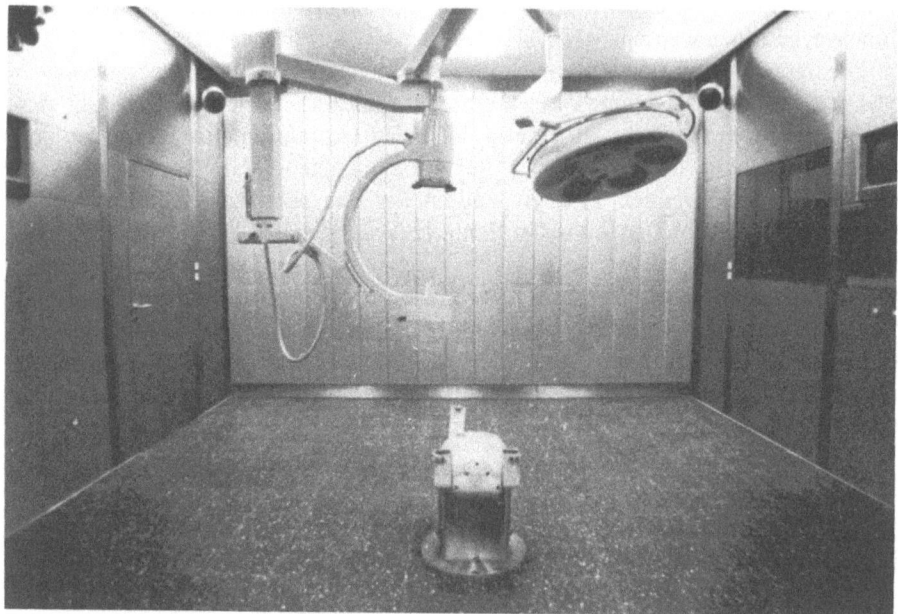

Abb. 38. Konzept des LF-OP-Raumes im Querstromprinzip. Weitwinkelaufnahme des Raumes. Blick auf die Zuluft-Filterwand

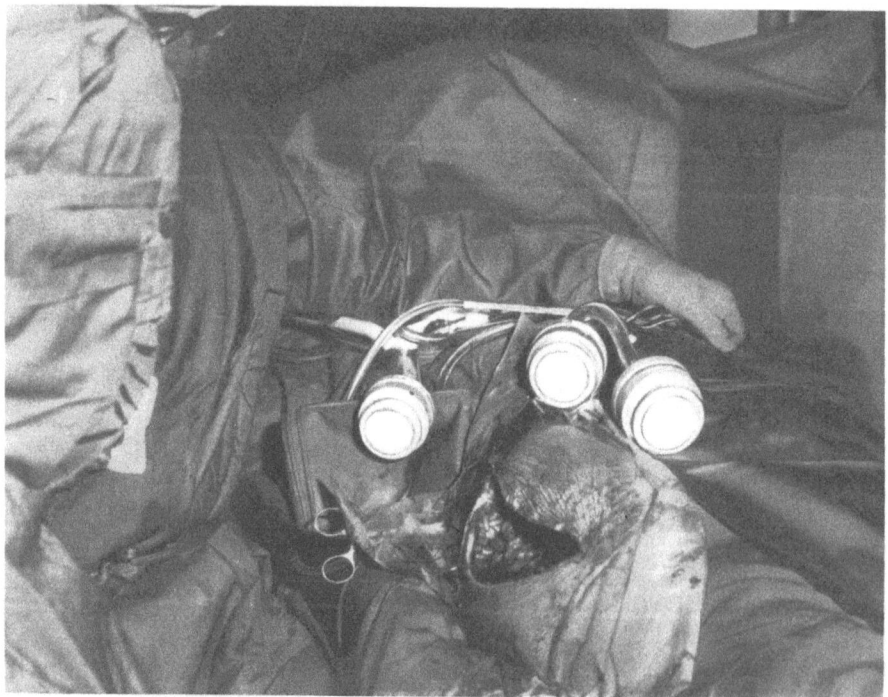

Abb 39 Position der Filterkopfe in unmittelbarer Wundumgebung

konventionellen Operationslampe im Querstrom die turbulenzarme Verdrängungsströmung etwa 30 cm unterhalb der Leuchtenunterkante wieder hergestellt ist. Das gleiche Ergebnis erbrachte die Untersuchung mit NaCl-Aerosol und Messung mit dem Szintillationsteilchenzähler. Bei bakteriologischen Untersuchungen abseitig hinter Versuchspersonen und einer simulierten Operations-Situation konnten abluftseitig von der Operationsschwester und dem Operationsteam Keime nachgewiesen werden. Die experimentell gefundene Keimabgabe lag durchschnittlich bei 0,8 Keimen/100 l Luft. Vergleichende Untersuchungen von medizinisch-technischem Gerät, wie Operationslampen und Deckenröntgengerät, vor und nach Oberflächendesinfektion, zeigten, daß die Geräte im LF-Raum oberflächensteril bleiben.

2.3. Klinisch-experimentelle Untersuchungen

Die Entscheidung, einen Querstrom-Raum von konventioneller Operationssaalgröße zu installieren, fiel um so leichter, da die experimentellen Voruntersuchungen zu ermutigenden Resultaten geführt haben. Im Juni 1972 wurde der Raum in Betrieb genommen (Abb. 38) und während extremitätenchirurgischer Operationen klinisch-bakteriologische Untersuchungen und Wundspülungen durchgeführt. Von besonderem Interesse waren die Untersuchungen in unmittelbarer Wundumgebung (Abb. 39), die vom Hautschnitt bis zum Wundverschluß kontinuierlich durchgeführt werden konnten. Die Untersuchungen wurden in zwei verschiedenen Operationskleidungen durchgeführt. Darauf wird in Kapitel 4 noch einmal einzugehen sein. Die Versuche mit unserer Spezial-Operationskleidung ergaben im Durchschnitt bei der ersten Versuchsreihe 1,2 Keime/m^3 Raumluft in unmittelbarer Wundumgebung, in einer Versuchsreihe 1 Jahr nach der Inbetriebnahme 2,0 Keime/m^3. Damit konnte während der klinischen Anwendung die drastische Keimreduktion in unmittelbarer Wundumgebung klar nachgewiesen werden. Zwei weitere Versuchsserien, bei denen die Wundkontaminationsrate vor Wundverschluß zu überprüfen war, zeigten 4,38% und 6% kontaminierte Wunden vor Wundverschluß. Zu ähnlich günstigen Ergebnissen gelangten auch andere Untersucher [2, 117, 176]. In den letzten 10 Jahren wurden in der Literatur Infektionsraten nach künstlichem Hüftgelenkersatz von 2,9–11,11% [26, 34, 43, 120, 135, 186] mitgeteilt. Nach Einführung der LF-Technik konnten einige Autoren [2, 34, 116, 117, 176] über Infektionsraten von unter 1% berichten. Zum gleichen Ergebnis kommen wir im eigenen Krankengut bei 1954 extremitätenchirurgischen Operationen, davon 326 Prothesen.

3. Auswirkungen auf die Operationsraum-Planung

K. Schoeppe und W. Sattel

1. Voraussetzungen und Ablauf des Operationsbetriebes: Der Betriebsablauf in einer Operationsabteilung ist gekennzeichnet durch das Zusammenwirken vieler Faktoren. Nach einem streng festgelegten Plan müssen Personal, Material, Medien und Daten in einem funktionellen Zusammenspiel, in einer bestimmten Zeit und an einem bestimmten Ort den Betriebsablauf bestimmen lassen.

Bei der Planung einer Operationsabteilung sind alle diese Faktoren in ihrem Zusammenwirken in jeder einzelnen Phase zu berücksichtigen.

2. Konventionelle Operationsabteilungen: Die Bedingungen der Sterilität in aseptischen Operationsabteilungen bedeuten durch ihre Unkontrollierbarkeit eine schier unüberwindliche Schwierigkeit in baulicher und personeller Hinsicht. Die baulichen Voraussetzungen für Operationsabteilungen wurden daher immer wieder neu durchdacht. Dabei ist jeweils der Versuch gemacht worden, durch eine besondere Wegeführung für Ärzte, Patienten, reines bzw. unreines Material die Kontamination zu vermindern.

Die Operationssäle wurden mit ihren Vorräumen als abgeschlossene Einheit konzipiert, und zwischen den Zonen unterschiedlicher Reinheit für Ärzte, Patienten, Material und Geräte wurden jeweils die entsprechenden Reinigungsvorgänge gelegt. Das Prinzip wird aber durchbrochen durch die Verschmutzung des Operationsraumes während der Operation und durch das Personal selbst.

Im wesentlichen wurden folgende Wegeführungen vorgeschlagen:

1. Nach Gordon Friesen (Abb. 40): Der Arzt kommt von der reinen Innenzone, in welcher sich auch der Waschraum befindet, in den Operationssaal und verläßt diesen nach der Operation mit dem Patienten in die äußere Zone. Er geht damit aus der Operationsabteilung heraus, um diese herum, durchläuft die Umkleideschleuse, wo er sich neu einkleidet und geht zur nächsten Operation wieder durch die reine Innenzone. Der Patient erreicht und verläßt den Operationssaal durch den äußeren Flur. Das Material kommt mit einer Förderanlage in die reine Versorgungszone und wird nach der Operation über den äußeren Flur in einen Entsorgungsraum gebracht, von wo aus es die Operationsabteilung verläßt.

2. Nach Riethmüller (Abb. 41): Patient und Personal kommen von der äußeren Flurseite und verlassen den Operationsraum wieder dorthin. Das Material (Sterilgut) kommt von der reinen Zone und verläßt den Operationsraum, teilweise kontaminiert, durch den Entsorgungsraum.

3. Nach Nedeljkov (Abb. 42): Die Operationsabteilung wird gegliedert in eine präoperative und eine postoperative Zone. Patient und Arzt kommen von

Auswirkungen auf die Operationsraum-Planung

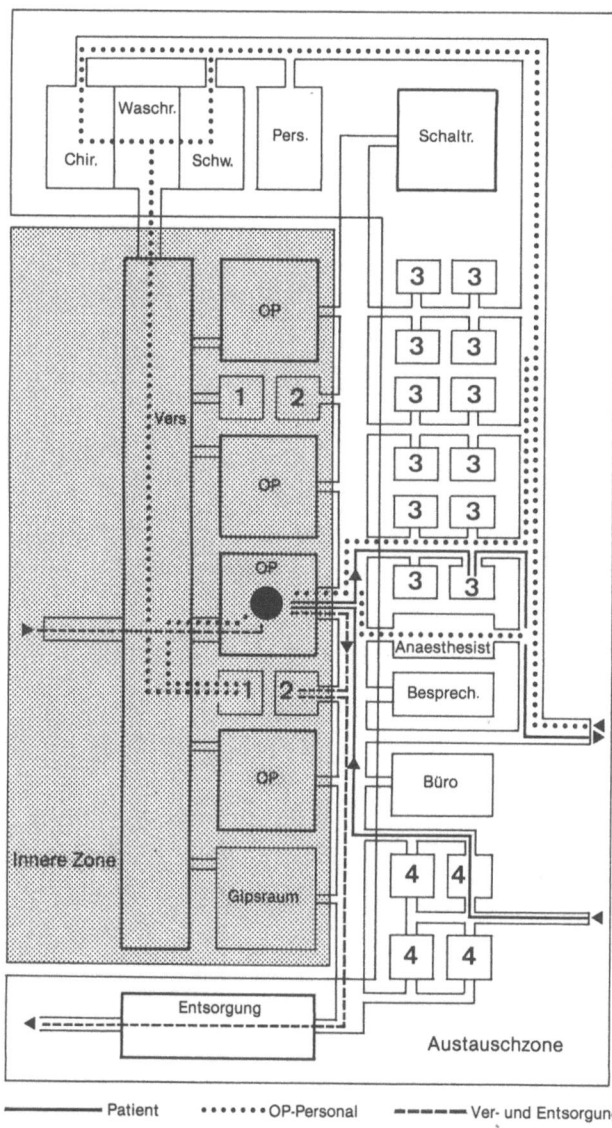

— Patient ⋯⋯ OP-Personal ––––– Ver- und Entsorgung

1 Waschraum
2 Entsorgung
3 Personalumkl.
4 Umbettung

Abb. 40 Operationsabteilung nach G FRIESEN

der präoperativen Seite durch den Waschraum bzw. Vorbereitungsraum in den Operationssaal und verlassen diesen zur postoperativen Zone hin wieder durch Waschräume bzw. durch Umbetträume. Das Sterilmaterial wird in Nebenräumen gelagert, kommt von dort in die Operationsräume und verläßt die Operationsräume zur präoperativen Seite hin.

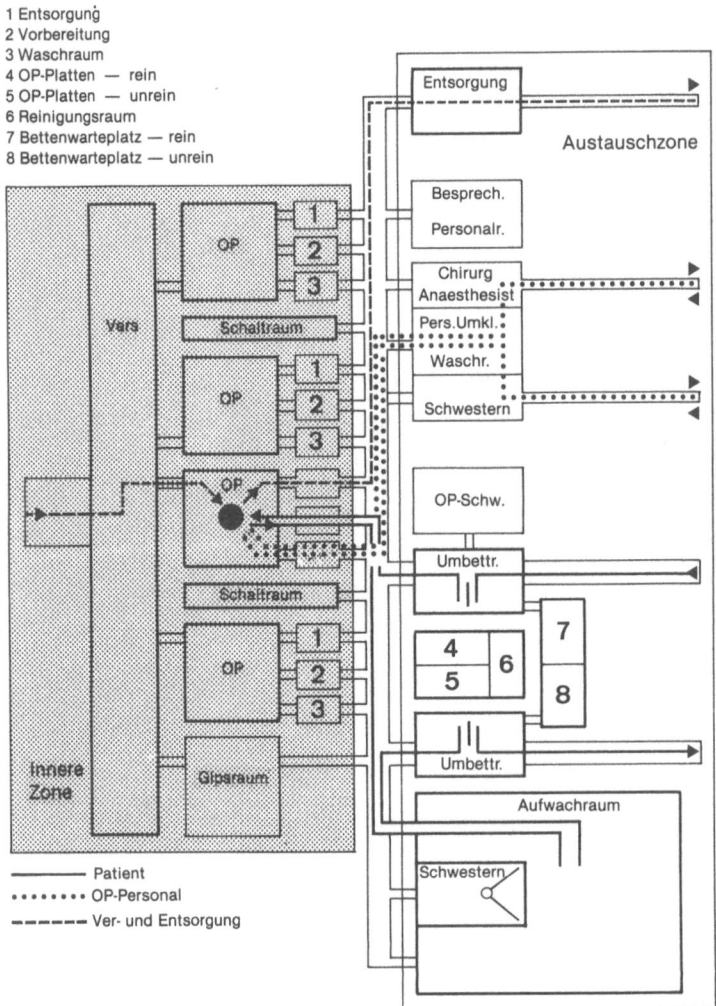

Abb. 41. Operationsabteilung nach RIETHMÜLLER

4. LOHFERT schlägt vor, jedem Operationsraum an einer Seite je einen Raum für Vorbereitung von Sterilgütern und einen Sortierraum für die Verpackung und Lagerung von verbrauchten Gütern zur Entsorgung zuzuordnen. Der Patient betritt den OP von der gegenüberliegenden Seite und verläßt ihn wieder dorthin.

Die Bemühungen im Bereich der baulichen Organisation, wie sie eben dargestellt wurden, reichen nicht aus, wie die Untersuchungen in Operationsabteilungen zeigen. Die Hauptursache der immer wieder festgestellten Infektionen scheint in drei unkontrollierbaren und bisher ungelösten Punkten zu liegen:

a) In der turbulenten OP-Saal-Belüftung, die Staubpartikel und Keime im Schwebezustand und in Turbulenz hält.

Auswirkungen auf die Operationsraum-Planung

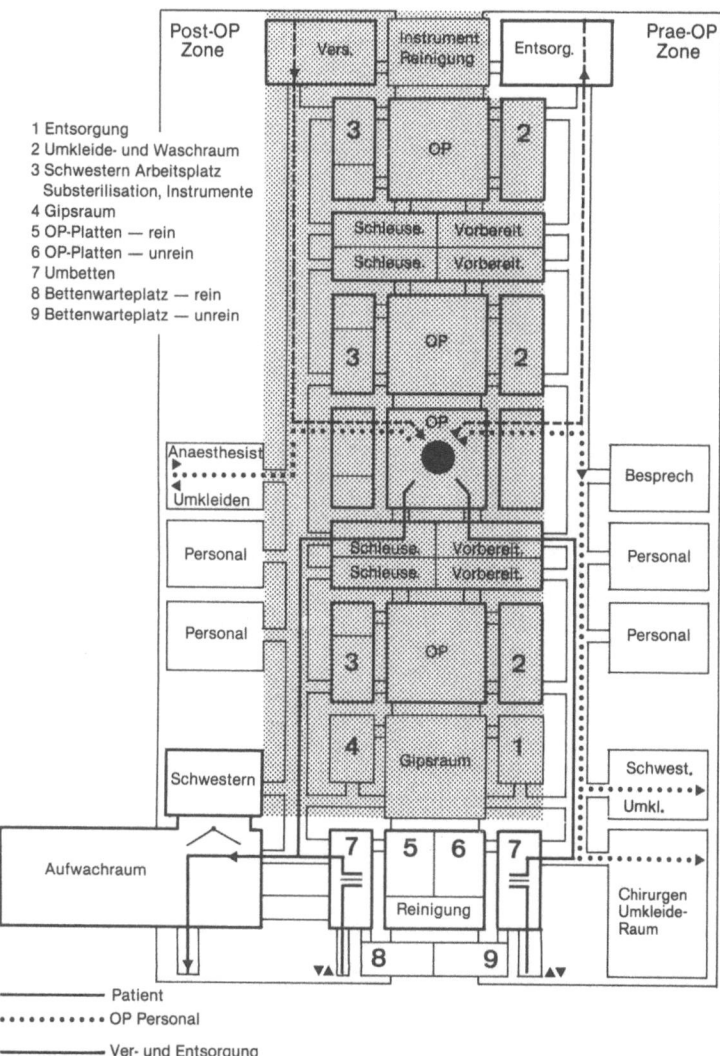

Abb 42 Operationsabteilung nach G. NEDELJKOV

b) In der unkontrollierten und massiven Keimabgabe durch das Operationsteam und das Hilfspersonal sowie der Keimabgabe durch den Patienten.
c) In der Inkongruenz von baulich vorgesehenen Reinheitszonen einerseits und dem realen Betriebsablauf andererseits.

Bei der Anwendung des Laminar-Air-Flow ergeben sich bezüglich der Reinheit der Räume in der Operationsabteilung neue Bedingungen. Eine Vereinfachung der baulichen Konzeption wird dadurch erreicht, daß es damit möglich ist, zwischen sterilen und unsterilen Zonen exaktere Grenzen herzustellen.

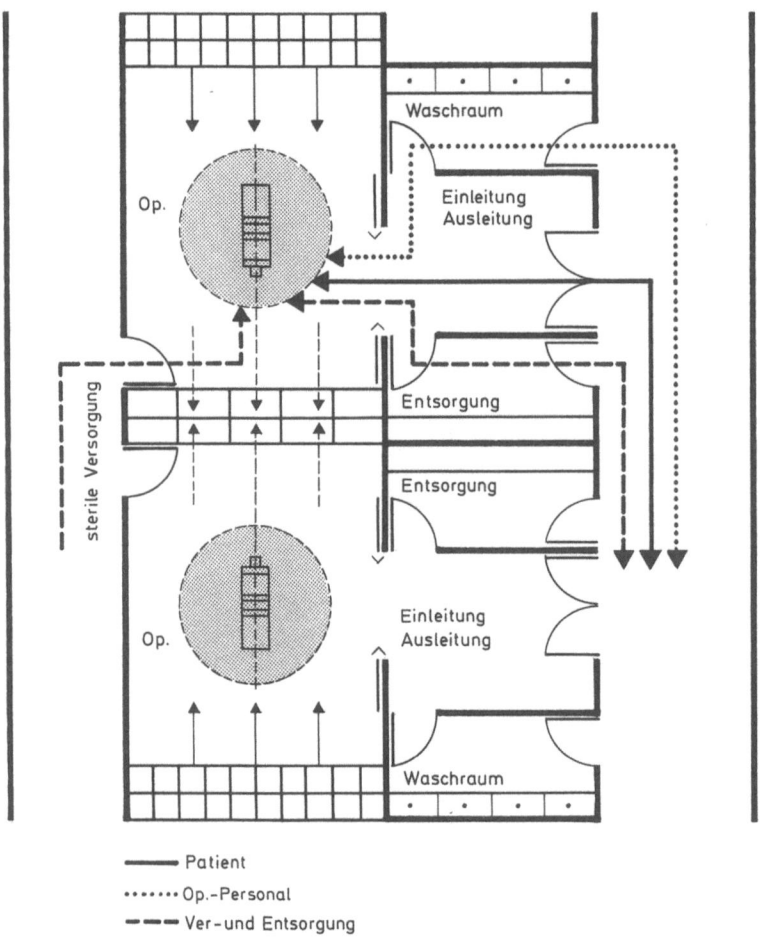

Abb. 43. Luftstrom parallel zu den Fluren mit Vorraumen (RIETHMULLER)

Je Operationssaaleinheit, d.h. Operationssaal und den verschiedenen Nebenräumen für die Vorbereitung, den Waschvorgang und die Lagerung von sterilem bzw. unsterilem Material, ergeben sich beim Querstrom durch die notwendige Anordnung von Filterwänden bzw. Abluftöffnungen zusätzliche Bedingungen für die Ausbildung der Wände und Durchgänge.

Eine Wand ist ausschließlich dem HOSCH-Filter vorbehalten. Die gegenüberliegende Wand enthält die Abluftöffnungen. Die Längsachse des Operationstisches ist mit der Luftstromrichtung identisch. Wahlweise kann der Patient mit der Fuß- bzw. Kopfseite zur Zuluftwand gelagert werden, abhängig vom chirurgischen Fachgebiet. Querströme haben dabei gegenüber den Räumen mit Vertikalstrom bei gleichem Reinheitsgrad den Vorteil, daß bei gleichen Kosten in einem größeren Raum das konventionelle medizinische Gerät, auch eine Herz-Lungen-Maschine oder ein Stereotaxigerät, ohne Beeinträchtigung des Reinheitsgrades der Luft und der ärztlichen Tätigkeit eingesetzt werden kann.

Auswirkungen auf die Operationsraum-Planung 63

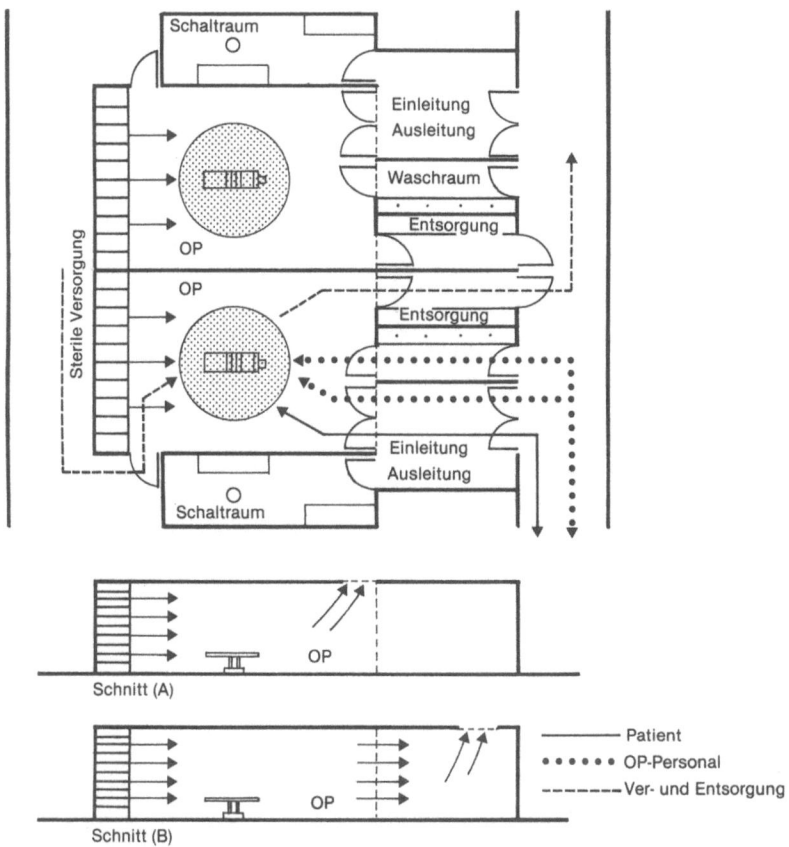

Abb. 44. Luftstrom rechtwinklig zu den Fluren mit Vorräumen (RIETHMULLER)

Es seien hier als Denkmodelle einige Skizzen über mögliche Anordnungen von Luftstromrichtung und Verkehrsrichtung aufgezeigt:

In Abb. 43 ist die Luftführung parallel zum Versorgungs- und Zugangsflur, senkrecht zur Einfahrtrichtung des Patienten. Die beiden Schmalseiten des Operationsraumes sind ausschließlich für die Zuluft und Abluft vorgesehen.

In Abb. 44 ist die Luftführung senkrecht zu Steril- und Zugangsflur, parallel zur Einfahrtrichtung des Patienten. Die Abluft kann durch den Vorraum oder oberhalb der Zugangstür geführt werden.

Abb. 45 zeigt den Luftstrom senkrecht zum sterilen bzw. Zugangsflur, senkrecht zur Einfahrtrichtung des Patienten. Diese Lösung lehnt sich an die Wegeführung des Friesen-Konzeptes an. Einleitung, Ausleitung und Vorbereitung des Patienten geschehen innerhalb des Operationsraumes. Zusatzgeräte lagern in der sterilen Zone.

Diese drei gezeigten Lösungen lehnen sich an konventionelle Raumordnungen im OP-Bereich an. Es stellt sich bei den Untersuchungen aber die Frage, ob das Prinzip der strengen Trennung der Operationssaal-Einheiten voneinander bei

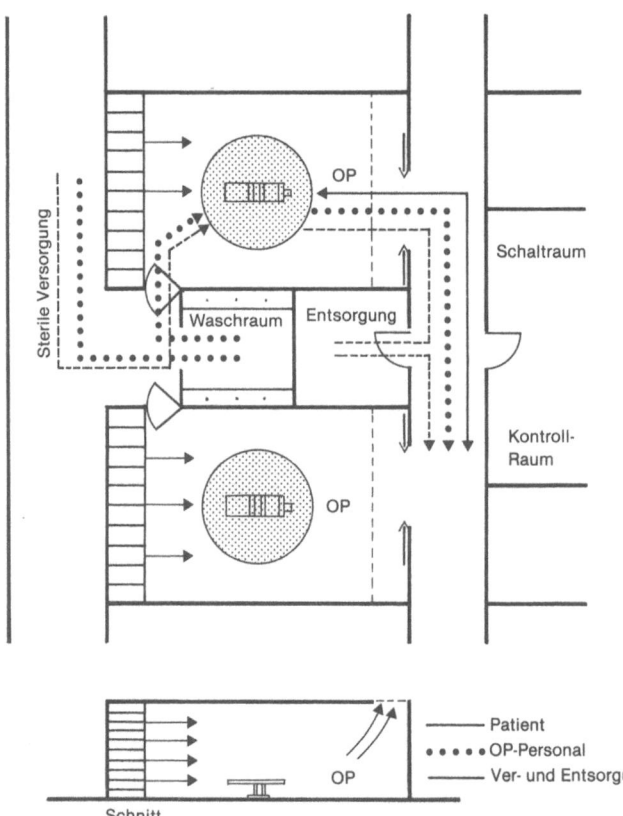

Abb. 45. Luftstrom rechtwinklig zu den Fluren (G. FRIESEN)

der Anwendung des Laminar-Air-Flow noch von der Bedeutung ist, die man ihr bisher gegeben hat.

Da sich der sterile Operationsbereich hiermit unabhängig vom Betrieb exakt von der weniger sterilen Umgebung abgrenzen läßt, ist es denkbar, mehrere Operationsräume, die dem Reinheitsgrad 100 nach dem US Federal Standard 209a entsprechen, innerhalb eines Großraumes unterzubringen und die Anzahl der Nebenräume ausschließlich von der Nutzungsdauer her zu bemessen. Es erscheint also möglich, auf drei bis vier Operationsräume zum Beispiel nur zwei Vorbereitungsräume oder einen Entsorgungsraum anzuordnen; ähnliches gilt auch für die Waschräume. Das Sterilgutlager kann dann in räumlichem Zusammenhang mit dem Operationsbereich stehen.

Die Röntgen- und Fernseheinrichtungen können in einer Schaltzentrale unabhängig vom Operationssaal, nur durch Kommunikationsmittel mit diesem verbunden, zusammengefaßt werden. Erschließungs- und Versorgungsflur müssen aus organisatorischen Gründen erhalten bleiben.

MÜLLER [116] (Abb. 46) hat einen entsprechenden Vorschlag für Vertikalstromboxen entwickelt; zu ähnlichen Vorstellungen gelangt auch WEBER [176].

Auswirkungen auf die Operationsraum-Planung

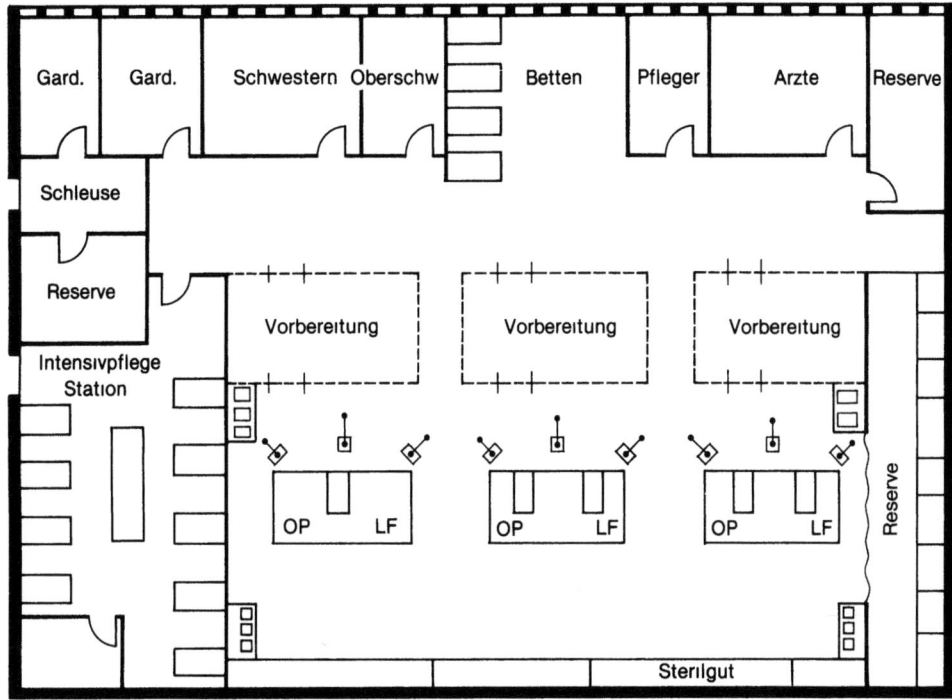

Abb. 46 Operationsabteilung nach MULLER mit Vertikalstromkabinen

In einem „Großraum" sind drei solcher Zellen mit insgesamt fünf Operationsgelegenheiten untergebracht.

Bei horizontalem Luftstrom (Abb. 47) läßt sich eine Anordnung entwickeln, bei der die Vorräume noch in das Umluftsystem einbezogen sind. Begrenzt man die Operationsbereiche nur dreiseitig, so kann die Luft an der vierten ausstromen, durch die Vorräume ziehen und dort in der Decke abgeführt werden.

Die Betriebskosten, die in Abhängigkeit zur Filtergröße und zur Luftgeschwindigkeit stehen, werden dadurch kaum erhöht. Der gesamte Raum erhält damit einen sehr niedrigen Keimpegel.

Löst man die Einleitungs- und Waschräume von den Operationsräumen (Abb. 48 und 49) und ordnet man dazwischen jeweils Räume für Sterilgutversorgung und Entsorgung zu, so ergeben sich in Kombination mit dem Laminar-Air-Flow-System folgende Möglichkeiten:

1. Die OP-Abteilung gliedert sich in eine mit Hilfe der LF-Technik reine Zone mit geringem Keimpegel vor den OP's und in eine Entsorgungszone hinter den OP's. Der reinen Zone gehören folgende Räume an·

     Operationsraum
     Flur vor dem OP
     Einleitungsräume
     Waschräume
     Aufwachräume
     Freie Zone zwischen Aufwach- und Einleitungs- und Waschräumen.

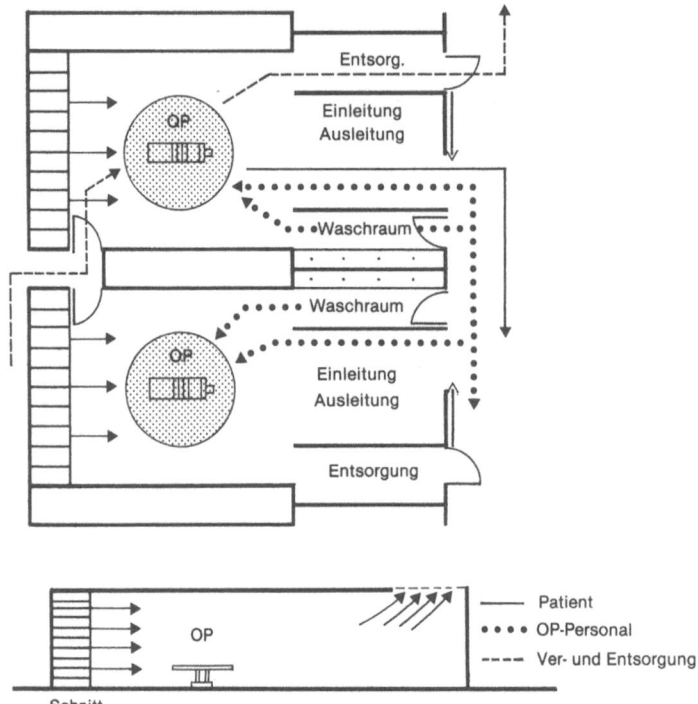

Abb. 47. Luftstrom rechtwinklig zu den Fluren mit offenen Vorraumen

Die LF-Technik kann auch auf die OP-Räume beschränkt werden.

2. Die Zahl der Einleitungs-, Aufwach- und Washräume kann entsprechend der Nutzungsdauer im Vergleich zu den Operationsräumen bemessen werden, was eine Kosteneinsparung bedeutet.

3. Die Aufwachräume können direkt den Operationssälen zugeordnet und in die hochsterile LF-Zone mit einbezogen werden. Bei Komplikationen können die Patienten unmittelbar wieder zum benachbarten OP gebracht werden. Die Aufwachstation könnte mit einem zentralen Beobachtungsplatz ausgestattet oder in Einzelboxen aufgeteilt sein.

4. Die OP-Räume können zum Flur hin mit gelochten Kunststoff-Faltwänden abgeschlossen bzw. voll geöffnet werden.

5. Zwischen reiner Zone und Entsorgungszone können, wenn erforderlich, Substerilisationen mit Durchreichesterilisatoren angeordnet werden.

6. Zwischen Entsorgungsräumen und den Operationsräumen sind Türen vorzusehen, die während der Operation geschlossen sind. Zwischen den Versorgungsräumen und den Operationssälen könnten Sichtfenster liegen, so daß auch die Schaltung von Röntgengeräten von hieraus erfolgen kann.

Die Fahrregale mit dem Sterilgut werden vor der Operation über den Flur in den OP gebracht.

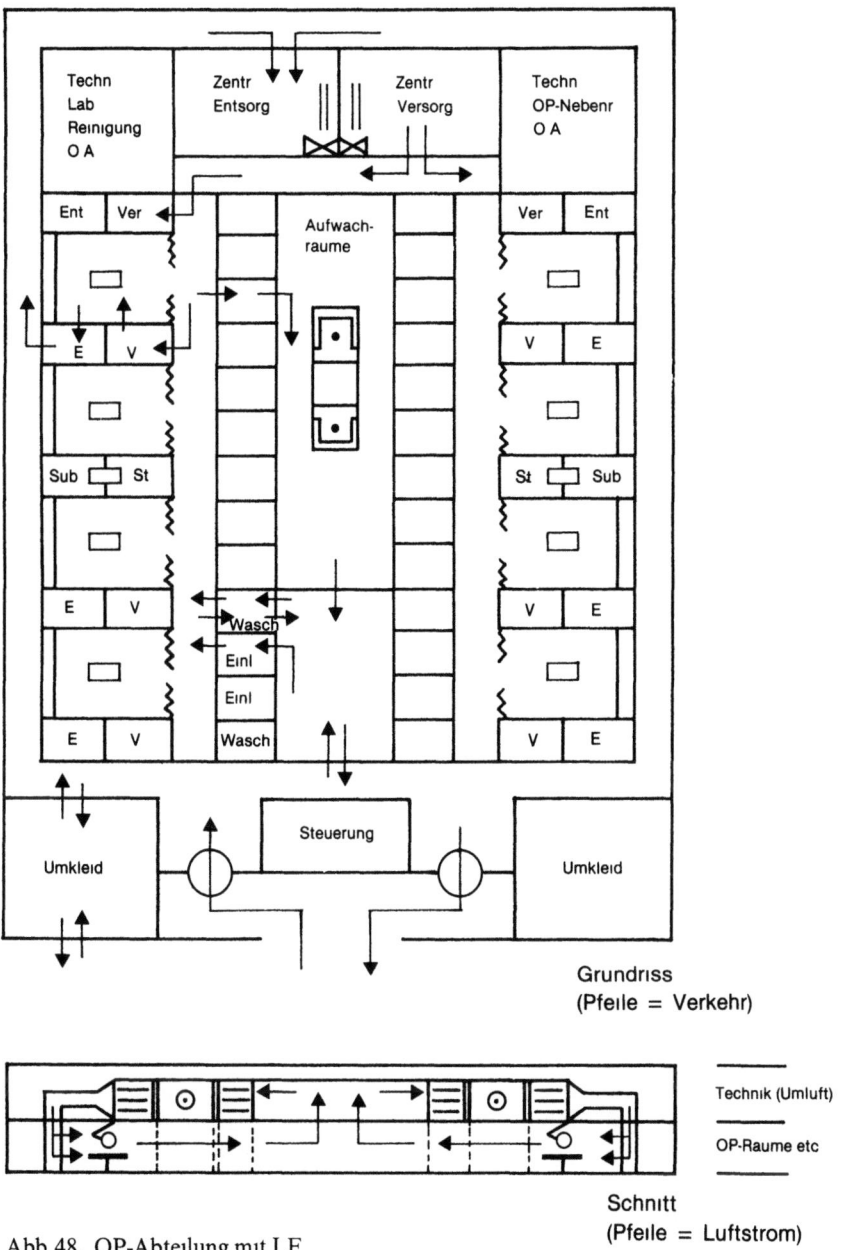

Abb 48. OP-Abteilung mit LF

7. Die Filtererneuerung kann über den Entsorgungsflur erfolgen, wo auch elektrotechnische Schalteinheiten installiert sein könnten.

Bisher sind derart weitgehende Planungen in Krankenhausneubauten noch nicht ausgeführt worden. Ein Ansatz dazu scheint im Neubau der Kliniken der Universität Göttingen verwirklicht worden zu sein. Dort wurden innerhalb einer großen Operationsabteilung vier LF-Räume integriert.

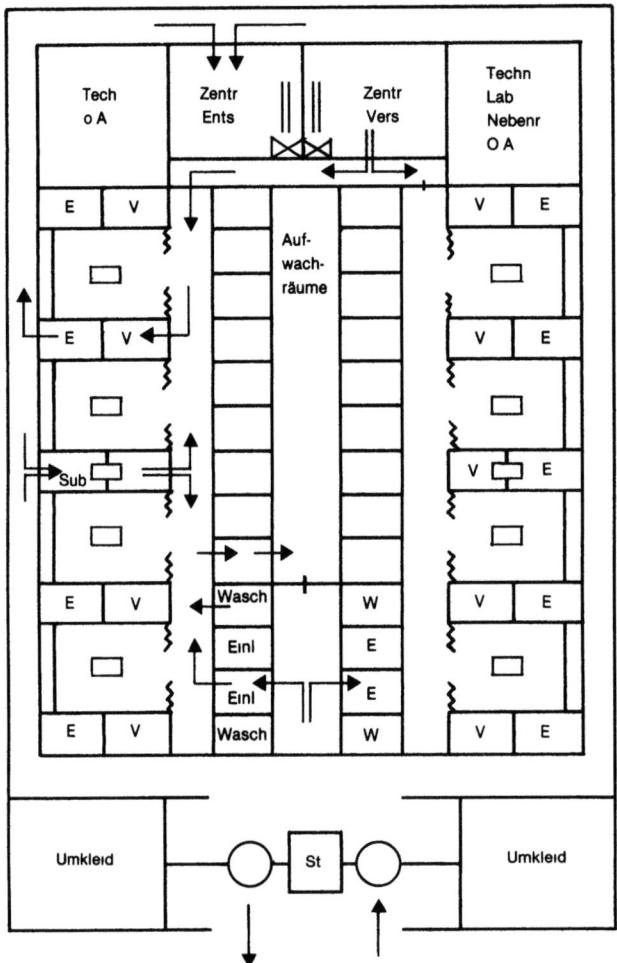

Abb. 49. OP-Abteilung mit LF und getrennten Vorraumen

Es erscheint denkbar, daß bei zukünftigen Krankenhausplanungen die oben angestellten Überlegungen einmal verwirklicht werden könnten. Wenn, wie im neuen Göttinger Klinikum, die verschiedensten chirurgischen Disziplinen in einem Operationstrakt arbeiten, scheint die Lösung innerhalb dieses Bereiches LF-Zonen für hochaseptische Implantatchirurgie zu schaffen, zur Zeit die beste Lösung zu sein. Beim Bau kleinerer, ausschließlich unfallchirurgischer und orthopädischer Zentren könnten dann die oben angeführten Lösungsvorschläge in Frage kommen.

Medizintechnik

Schon bald nach Einführung der Laminar-Flow-Technik in die operative Medizin stellte sich das Problem der Adaption der Medizintechnik an die neuen Gegebenheiten. Die in den ersten Jahren konzipierten Vertikalstromkabinen waren von relativ geringen Abmessungen, die Kabinendecke dem HOSCH-Filter vorbehalten. Es hat daher von Anfang an nicht an Versuchen gefehlt, die Deckenbeleuchtung, Röntgengeräte, Fernseh-Sichtgeräte, Anaesthesie- und Chirurgieampeln auf ihre „Störwirkung" im Laminar-Flow zu untersuchen.

Die anfänglich gefürchteten Wirbelbildungen, z. B. bei Deckenleuchten, haben sich bei entsprechender Positionierung und Bedienung durch das Operationsteam mittels sterilisierbarer Handgriffe als weniger gefährlich herausgestellt, als ursprünglich angenommen wurde. In eigenen Untersuchungen sowohl an Deckenleuchten wie an fahrbaren und deckenseitig montierten Röntgengeraten konnten folgende Ergebnisse ermittelt werden:

Die heute auf dem Markt befindlichen, lichtstarken Operationsleuchten von kleinem Durchmesser geben von ihrer Oberfläche keine Partikel oder Keime ab, wenn sie oberflächendesinfiziert wurden und im Laminar-Flow, Quer- oder Vertikalstrom stehen oder hängen. Vorteilhaft ist daher, die Leuchten nicht vom Operationspersonal einstellen zu lassen, sondern mittels sterilisierbarer Handgriffe selbst zu bedienen. In diesem Falle würden auch direkt über dem Operationsgebiet stehende Lampen im Vertikal-Flow keine negativen Auswirkungen auf den Keimpegel haben. Es ist lediglich der Durchspülungseffekt der turbulenzarmen Verdrängungsströmung für Partikel und Keime, die vom OP-Team abgegeben werden, verlängert [137, 140].

Als spezielle Raumbeleuchtung haben sich die in der Filterdecke als schmale Leuchtbänder eingebrachten Lichtquellen nicht bewährt. Zur allgemeinen Raumbeleuchtung können sie derart angebracht werden. Auch das Anbringen von Hochleistungsleuchten in dem Winkel zwischen Filterdecke und Seitenwänden [176], das Tragen von Stirnlampen und das Anbringen von Kaltlichtquellen an den Instrumenten [55] konnten sich nicht allgemein durchsetzen. Auf Grund von Strömungsversuchen [55, 137] und Luftsammelproben [137] unterhalb oberflächendesinfizierter Operationsleuchten darf man feststellen, daß sowohl Röntgengeräte, die ja nur für kurze Zeit über das Operationsgebiet gebracht werden, als auch im Durchmesser kleine Operationsleuchten in Vertikalstromkabinen oder -räumen Verwendung finden, keine Keimquelle darstellen und die Barriere der Aspesis nicht durchbrechen. Chirurgie- und Anaesthesieampeln sowie das Anaesthesieteam sind in den Vertikalstromkabinen gewöhnlich außerhalb des Vertikalstromes und können hier als Kontaminationsquelle unberücksichtigt bleiben. Der Partikelabrieb an den Gelenken der deckenbefestigten Geräte liegt vorwiegend in den Größenordnungen von 0,5–5 µm und darüber und war bei Bewegungen über 1 min nie höher als 6–9 Partikel/min. Da im Vertikalstromraum meistens fahrbare Geräte oder nicht direkt über dem Operationsgebiet deckenseitig montierte Geräte Verwendung finden, dürften diese Partikelzahlen keine Gefahr für die Wundkontamination darstellen.

Die Medizintechnik ist im Querstromtunnel oder dem Querstromraum im Gegensatz zur Vertikalstromkabine oder dem Vertikalstromraum sehr viel problemloser deckenseitig unterzubringen. Wie eigene Untersuchungen mit experimenteller Verkeimung sowie NaCl-Aerosol zeigten, liegen 30 cm unterhalb auch großer Operationsleuchten wieder Laminar-Flow-Bedingungen vor. Überdies kann man mit der deckenseitigen Installation aller medizinisch-technischer Geräte großzügiger verfahren, da sie keine Filterfläche bedecken oder aussparen mußten, wie im Vertikalstromraum. Die Deckenpendel für die Chirurgie und Anaesthesie liegen im Querstromraum und Querstromtunnel abluftseitig und bedeuten keine Gefahr für die Wundkontamination. Natürlich müssen die Operationsleuchten und das fahrbare oder deckenseitig montierte Röntgengerät nach jedem Operationstag oberflächendesinfiziert werden. Die Operationsleuchte sollte möglichst von der Operationsgruppe an sterilisierbaren Handgriffen selbst bedient werden, da eine Querkontamination durch das Bedienungspersonal möglich ist [139]. Die aus den Gelenken der Operationslampe und dem Röntgengerät freigesetzten geringen Partikelzahlen werden im Querstrom rasch in Richtung Abluftwand wegtransportiert und stellen ebenfalls keine Infektionsquelle der Operationswunde dar.

4. Auswirkungen auf die Organisation in LF-Räumen und LF-Kabinen

W. SATTEL, H.-J. PEIPER und R. BERENDT

4.1. Operationskleidung

Das Ausmaß der Teilchen- und Bakterienabgabe vom Personal in die Operationssaalluft ist nicht nur von den im Operationssaal anwesenden Personen, sondern auch von der Art ihrer Bekleidung abhängig [52, 130]. Untersuchungen von BURKE [31] konnten nachweisen, daß die Keimabgabe aus dem Respirationstrakt und der Haut [19, 45] den höchsten Anteil an der Luftverschmutzung im Operationssaal ausmachen. Auch die relative Effektivität der Gesichtsmasken [62, 80, 146], die jetzt auf Polyester-, Glasfaser- und Papierbasis hergestellt werden, bieten keinen zuverlässigen Schutz vor Keimaustritt aus dem Respirationstrakt mit der Atemluft, beim Sprechen und Husten [172]. Eine Testanlage zur Überprüfung von Gesichtsmasken wurde von GREENE [73] angegeben. Durch Abklatsche an den Armen und von der Brustpartie der Operationskleidung konnten verschiedene Autoren [28, 35, 48, 51] einen Bakteriendurchtritt von innen nach außen nachweisen.

Unsere experimentellen Untersuchungen mit konventioneller und Spezial-Operationskleidung zeigten bei simulierten Operationssituationen und unter Operationsbedingungen unterschiedliche Bakterienzahlen in unmittelbarer Wundumgebung. Bei konventioneller Operationskleidung stiegen die Werte bis auf 8 Keime/m^3 an. Unsere Spezial-Operationskleidung besteht aus einem Kunstfaser-Baumwollgemisch im Verhältnis 65:35%, wobei die Mantellagen des feingewebten Materials doppelt ausgeführt sind, um ein Durchwandern von Keimen von innen nach außen möglichst zu verhindern. Als Unterkleidung wird ein Overall getragen. Die Kopfbedeckung kann aus einer Kapuze des gleichen Gewebes, die nur einen Sehschlitz freiläßt, oder einer handelsüblichen Kopfbedeckung mit Mundschutz bestehen, die Gesicht- und Nackenpartien weitgehend abdeckt (Abb. 50 und 51). Eine Gefahr der elektrostatischen Aufladung in Bereiche, die aus sicherheitstechnischen Gründen nicht erlaubt wären, ist bei dem gewählten Mischungsverhältnis Kunstfaser/Baumwolle nicht zu erwarten (DIN 53482). Die entsprechenden DIN-Normen regeln die dabei auftretenden Fragen nach Entflammbarkeit, antistatischer Aufladung, Reißdehnung, Flächengewicht, Maßänderung und Saugfähigkeit (DIN 61 505, 23 317, Abs. 3 und 4, 53482, Abschn. 6 und 8, Durchlässigkeit nach DIN 53 887).

Auch aus Gründen der besseren Abriebeigenschaften und damit des geringeren Anfalls von Flusen haben wir uns für dieses Mischgewebe entschieden. Der

72 Auswirkungen auf die Organisation in LF-Raumen und LF-Kabinen

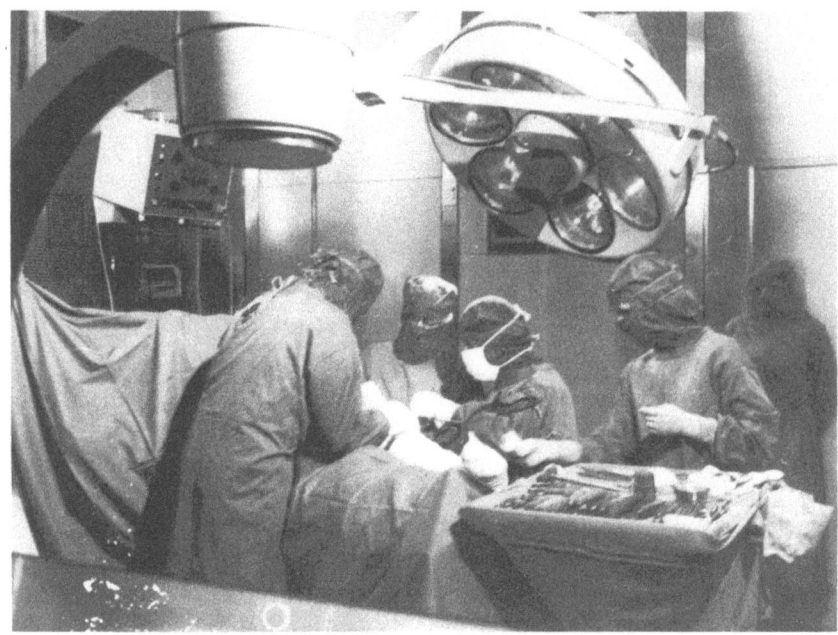

Abb. 50 Rein-Raum-Operationskleidung

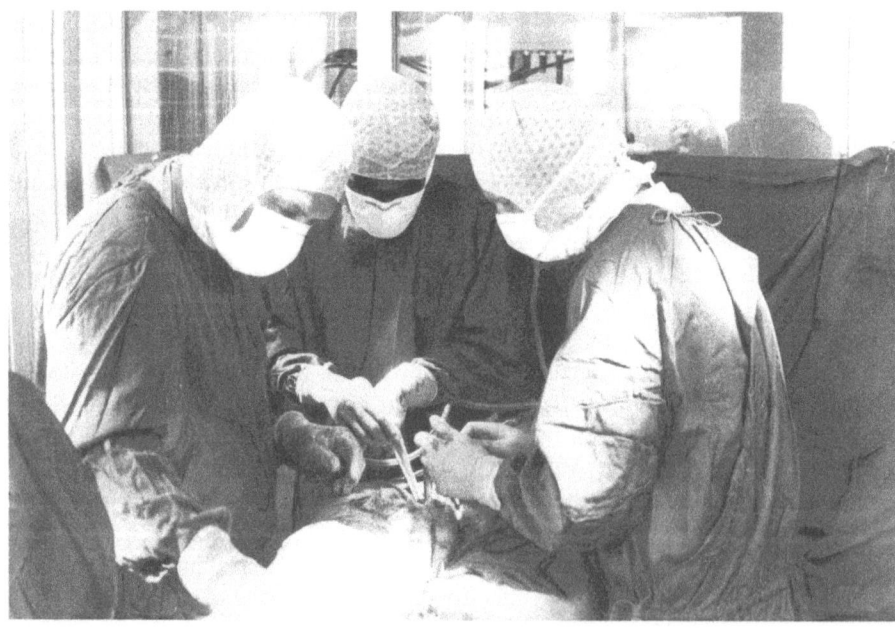

Abb. 51. Konventionelle Operationskleidung (TSCHERNE, Hannover)

Helmsysteme

geringere Flusenanfall der gesamten Operationswäsche erschien uns aus wirtschaftlichen Erwägungen wichtig, da damit die Standzeit der HOSCH-Filterwand sicherlich verlängert werden kann. Bei Verwendung unserer Spezialkleidung fanden wir bei simulierten und echten Operationsbedingungen einen Abfall der Keimkonzentration in unmittelbarer Wundumgebung auf 1,2 bzw. 2,0 Keime/m^3. Der Gebrauch einer Spezialkleidung beim Betrieb in Reinraumanlagen erscheint deshalb geboten und dürfte eine wirkungsvolle Vervollständigung der Bemühungen zur Senkung der Keimzahlen im Operationsbetrieb darstellen.

4.2. Helmsysteme

Die Bemühungen um eine zweckmäßige Operationskleidung haben schon sehr bald zur Entwicklung der „Helmabsaugung" oder Körperluft-Absaugung [32] geführt, die eine völlige Abschirmung der Kopfpartien erlaubt. Konsequenterweise sind daher bei Operationen in LF-Räumen CHARNLEY [32], NELSON [117], WEBER [176], HIPP [79] und TSCHERNE [155] dazu übergegangen, die Erfahrungen aus der Industrie zu übernehmen und in "Space-Suit"-ähnlichen Einkleidungen zu operieren. Um sich ein Bild über die aus dem Kopf-Hals-Bereich abgegebenen Partikel und Keime zu verschaffen, haben wir mit verschiedenen Helmsystemen (Abb. 52) experimentiert und bei einer Meßzeit von 15 min in einem Teilluftstrom von 15 l im Durchschnitt 4000 Partikel der Größe 0,3 bis 5 µm und über 5 µm gefunden. Der Bakteriennachweis bei Luftsammelproben aus dem Helmsy-

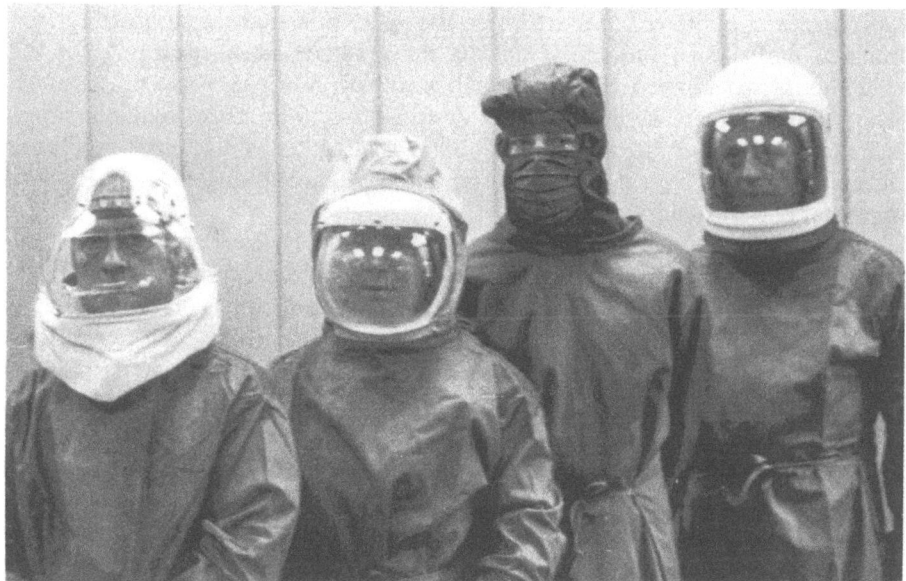

Abb 52 Verschiedene Helmversionen

stem gelang uns bei allen Probanden und Versuchen, wobei im Durchschnitt 25 Keime in 5 min nachgewiesen werden konnten.

Die Forderung, einerseits die Arbeit des Chirurgen und die Kommunikation im Chirurgenteam so wenig wie möglich zu beeinträchtigen, andererseits die Keimabgabe soweit wie möglich zu reduzieren, führte zu den verschiedensten Helmsystemen. Allen Systemen gemeinsam ist die notwendige Atemluft-Absaugung. Diese muß zwei wichtige Funktionen erfüllen:

1. Erfassung und Fortleitung der beim Ausatmen und bei den übrigen Kopfbewegungen freigesetzten erheblichen Partikel und Keimzahlen.
2. Fortleitung der verbrauchten und gleichzeitig Zuführung frischer Atemluft sowie Regulierung des Wärme- und Feuchtigkeitshaushaltes innerhalb des Helmbereiches zur Konditionserhaltung des Helmträgers.

Zur Sicherstellung der letztgenannten Funktion ist es notwendig, die Helmsysteme an ein entsprechendes Absaugesystem anzuschließen. Diese Absaugesysteme müssen so ausgelegt sein, daß sie pro Helmträger eine Saugleistung von 80–120 l/h erreichen und daß ein Frischluftvolumen gleicher Menge ungehindert in den Helmbereich eingesaugt werden kann. Diese Funktionsmerkmale haben bei allen zur Zeit gebräuchlichen Helmsystemen zur Folge, daß die Helmträger über ein Schlauchsystem an eine Vakuum-Unterdruckanlage angeschlossen sind. Dies bedingt im gewissen Rahmen eine Einschränkung der Bewegungsfreiheit des Helmträgers, da er sich durch eine begrenzte Länge des Anschlußschlauches nicht beliebig weit von seinem Platz fortbewegen kann. Dazu müssen bei den um ihn herum stattfindenden Bewegungsvorgängen die jeweiligen Schlauchführungen beachtet werden, d.h. die Organisation eines Operationsablaufes muß sich hierauf einstellen.

Die Vakuum-Absaugeanlage besteht in der Regel aus entsprechenden Absaugesystemen, z.B. Seitenkanalverdichter, die in ihrer Kapazität so ausgelegt sein müssen, daß sie 6–8 Anschlüsse mit der notwendigen Absaugeleistung von 80–120 l/h erfassen können. Sicherheitshalber sollten zwei Aggregate mit je 100% Kapazität installiert werden, die über Zeitschaltuhren im Tagesrhythmus umgeschaltet werden und die beim Ausfall eines Aggregates infolge eines möglichen technischen Defektes sofort eine automatische Umschaltung auf das Reserveaggregat bewerkstelligen.

Die Installation der Absauge-Aggregate kann in Nebenräumen bzw. in entsprechenden Installationsgeschossen erfolgen. Die Verbindung zu den Operationsräumen erfolgt über Rohrleitungssysteme, die, um Korrosionen auszuschließen, zweckmäßigerweise aus Kunststoff ausgeführt sein sollten. Im Operationsraum selbst sind in den beiden parallel zum Operationstisch verlaufenden Seitenwänden entsprechende Anschlüsse mit Steck-Schnellverschlüssen vorzusehen. Hier erfolgt der Anschluß des unmittelbar am jeweiligen Helm angeschlossenen Verbindungsschlauches. Diese Verbindungsschläuche sollen leicht und flexibel ausgeführt sein, um ausreichende Bewegungsmöglichkeiten für den Helmträger sicherzustellen. Als Material kann Polyäthylen gewählt werden. LF-Operationskabinen (Fallstrom) haben die Rohrleitungsführung für die Atemluftabsaugung sowie die dafür notwendigen Anschlüsse in ihre Bauweise mit integriert. Operationsräume, die nachträglich eine Abluftabsaugung erhalten sollen, werden in den

Helmsysteme

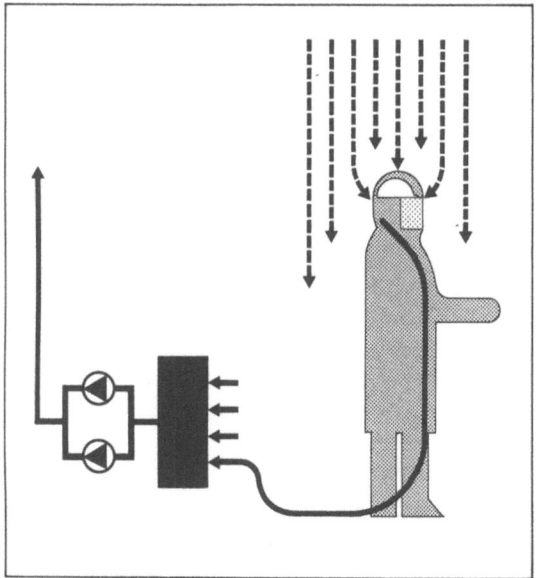

Abb. 53. Prinzip der Helm-Luftabsaugung (nach WEBER)

USA vielfach mit einem transportablen, von einer Steckdose her zu betreibenden System ausgerüstet. Eine Vakuumpumpe in einem schallgekapselten Gehäuse besorgt die notwendige Unterdruckkapazität. Sie kann in einem Nebenraum aufgestellt werden. Eine flexible Rohrleitungsverbindung führt zu einer Verteilerstation im Operationsraum; daran können maximal fünf Helmabsaugungen angeschlossen werden.

Die Entwicklung der Helmsysteme hat CHARNLEY [32] eingeleitet. Im Prinzip kann festgestellt werden, daß alle Helmsysteme nach dem gleichen System funktionieren (Abb. 53). Die Atemluft wird unmittelbar unterhalb des Gesichtsbereiches bzw. im Halsbereich erfaßt. Hierzu ist ein Schlauch in Form einer Schlaufe um den Hals gelegt. Die Schlaufe ist perforiert. Durch die Perforation wird Luft eingesaugt. Der Schlauch selbst wird über den Brustbereich des Helmträgers nach unten geführt und unterhalb des OP-Mantels über den Boden an die Vakuumanlage angeschlossen.

Der Helm selbst hat, ähnlich einem Bauhelm, einen Schild. Von hier über die gesamte Gesichtsbreite gewölbt befindet sich eine Scheibe, die eine möglichst große Rundsicht des Helmträgers ermöglicht. Der Helmschild ist perforiert, so daß durch diesen vor der Gesichtsfront her der Frischluftstrom eingesogen wird (Abb. 54). Der gesamte Helm wird mit einer sterilen Stoffhaube abgedeckt. Die Haube ist über die Schultern des Helmträgers heruntergearbeitet und wird durch den darüber angeordneten OP-Mantel überdeckt. Die Stoffausführung ermöglicht es auch, daß im Nackenbereich durch das Gewebe Luft eingesaugt wird. Hierdurch wird ein Herausdringen von Keimen unterbunden.

Eine andere Helmversion, in den USA entwickelt (Abb. 55 u. 56), hat einen leichten Kunststoffschild, der über zwei verstellbare Bänder der jeweiligen Kopf-

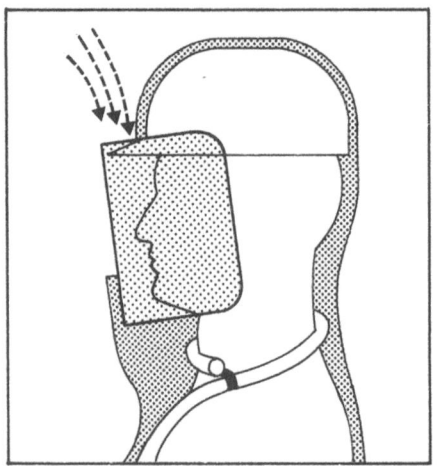

Abb. 54. Prinzip der Frischluftzufuhr (nach WEBER)

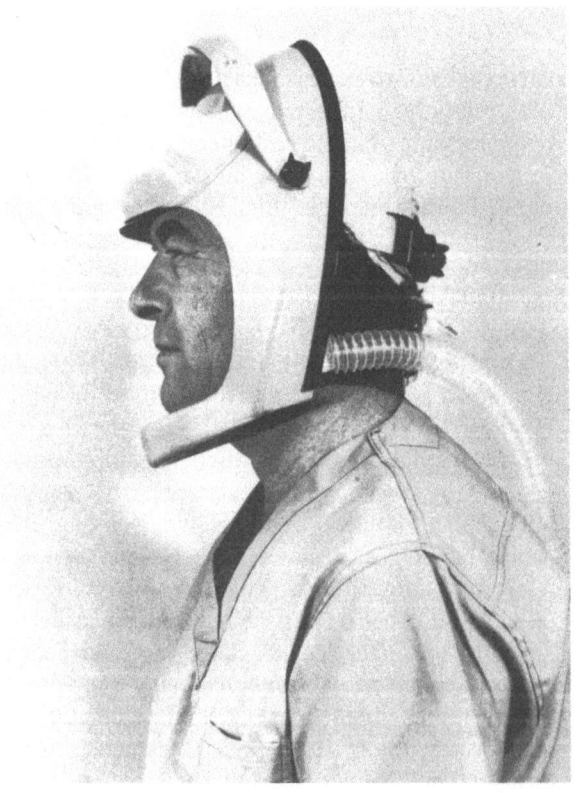

Abb. 55. Helmversion mit Kunststoffschild

Helmsysteme

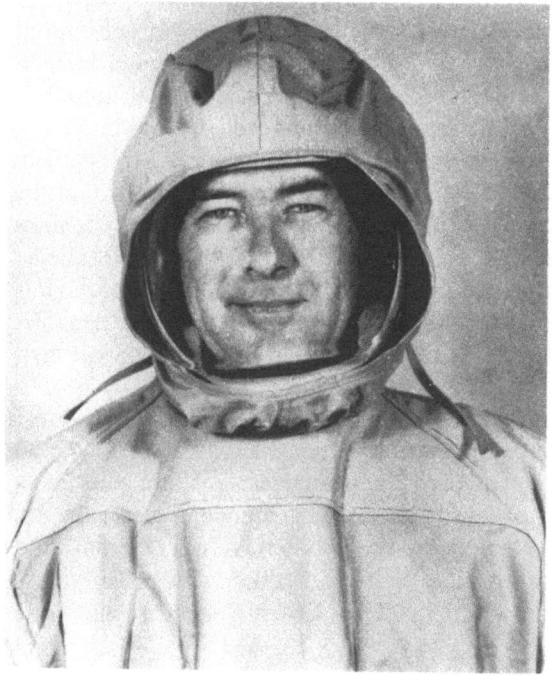

Abb. 56. Helmversion wie Abb. 55 mit Stoffhaube und Operationsmantel

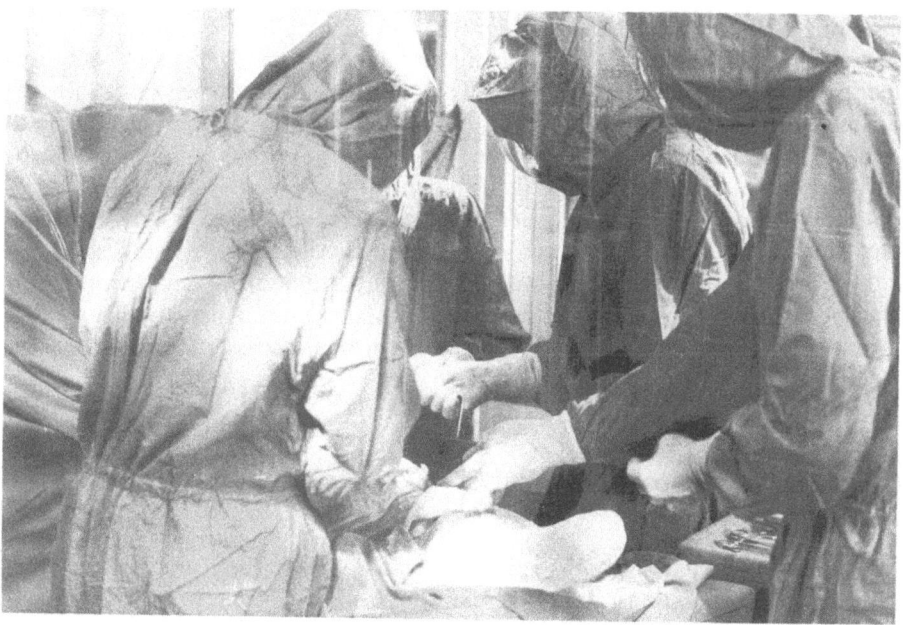

Abb. 57 Operationsgruppe mit Helmsystem (TSCHERNE)

größe des Trägers leicht angepaßt werden kann. Das Gesichtsfeld wird entweder durch eine herunterklappbare große Panorama-Scheibe abgeschirmt oder durch eine mit Klettenbändern versehene Scheibe, die einzeln abgenommen werden kann, abgedichtet. Das Scheibenmaterial ist Polycarbonat. Die Scheibe kann mit Hitze und Gas sterilisiert werden. Bei diesem System münden zur Luftabsaugung zu beiden Seiten des Unterkieferbereiches offene Schlauchenden, die auf dem Rücken des Helmträgers ypsilonartig zusammengefaßt sind. Von hier erfolgt die Verbindung zum Schnellanschluß der Vakuumanlage. Dieser Helm wird ebenfalls durch eine entsprechend geformte Stoffhaube abgedeckt. Die Form der Haube ist so gearbeitet, daß sie die Schulterpartien mit überdeckt und damit vom am Hals ansetzenden OP-Mantel überdeckt wird (Abb. 57). Der Lufteintritt in den Gesichtsbereich erfolgt hier über die poröse Stoffhaube und über einen Spalt zwischen Sichtscheibe und Helmsystem.

Eine weitere interessante Helmversion wird in Denver, USA, eingesetzt (NELSON [117]). In sehr enger Anlehnung an Astronautenhelme hat der OP-Mantel hierbei einen Anschlußring, ähnlich wie bei Tauscheranzügen, auf dem eine Plexiglaskugel dicht aufgesetzt wird. In diese Plexiglaskugel münden, unterhalb des OP-Mantels herangeführt, Schlauchenden zur Atemlufterfassung. Oberhalb des Gesichtsbereiches haben die Kugeln kleine Bohrungen, durch die Außenluft als Frischluft eingesaugt werden kann. Vorteilhaft bei diesem System ist eine gute Rundumsicht.

Die Helmsysteme, die eine hervorragende Abschirmung der Keim- und Partikelemissionen aus dem Kopf- und Hals-Bereich gewährleisten, erfordern aber besondere Maßnahmen in der Organisation innerhalb des OP-Teams sowie bei der Verständigung. Wie schon oben erwähnt, müssen durch die Schlauchführungen für die Atemluftabsaugung Bewegungseinbußen beachtet werden. Die Industrie ist zur Zeit bemüht, hierfür geeignete Deckenanschlüsse zu entwickeln. Einschneidender sind aber die akustischen Verständigungsmöglichkeiten. Nicht immer ist es zu vermeiden, daß Geräusche aus den Absaugesystemen innerhalb des Helmes vorhanden sind, die durch das Strömungsrauschen der Luft bedingt sind. Außerdem ist natürlich die sprachliche Verständigung durch das völlige Einkapseln des Kopfes erschwert. So werden bei den verschiedenen Systemen Kehlkopfmikrophone und Kopfhörer mit verwandt, die über elektrische Verstärkersysteme die sprachliche Verständigung bei Verwendung der Helmsysteme verbessern. Es kann jedoch nicht verschwiegen werden, daß diese zusätzlich vom Operateur zu tragenden Einrichtungen als Behinderung angesehen und daher im allgemeinen abgelehnt werden. Die Industrie versucht jedoch, hier Verbesserungen zu erzielen.

4.3. Reinraumgerechtes Verhalten

Die Strömungsverhältnisse im Operationsbereich bei Vertikal- und Querstromversionen des Operationsraumes werden durch mannigfache Störkörper beeinträchtigt (Abb. 58 u. 59). Durch das dichtgedrängte Operationsteam, die Instrumententische und große Operationsleuchten sind die Strömungsverhältnisse in

Reinraumgerechtes Verhalten

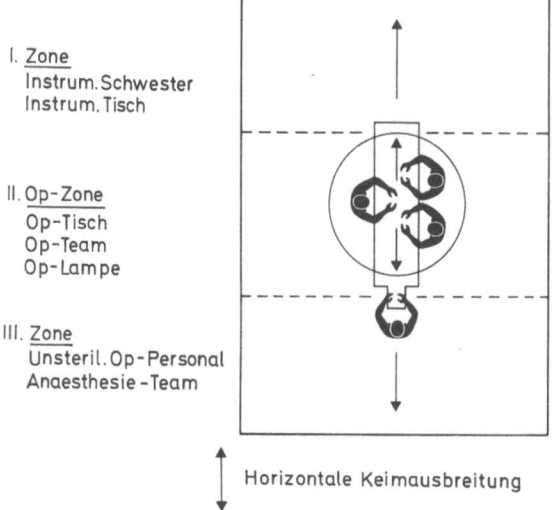

I. Zone
Instrum. Schwester
Instrum. Tisch

II. Op-Zone
Op-Tisch
Op-Team
Op-Lampe

III. Zone
Unsteril. Op-Personal
Anaesthesie-Team

Horizontale Keimausbreitung

Abb. 58. Mögliche Storkörper im Vertikalstrom-Raum

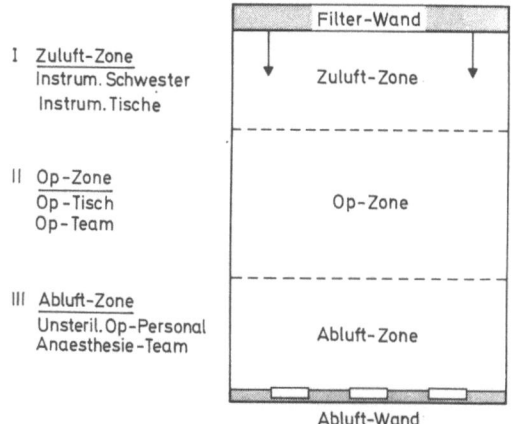

I Zuluft-Zone
Instrum. Schwester
Instrum. Tische

II Op-Zone
Op-Tisch
Op-Team

III Abluft-Zone
Unsteril. Op-Personal
Anaesthesie-Team

Abb. 59. Querstrom-Raum. Storung der LF-Stromung in Zone I u. II

unmittelbarem Wundbereich Störungseinflüssen ausgesetzt, die dem Operationsteam bekannt sein müssen. Die Messungen der Luftgeschwindigkeit und der Abklingzeit von NaCl-Aerosol in einem Querstrom-Raum [138, 141] (Abb. 60) und die Überprüfung der Strömungsverhältnisse im Vertikalstrom-Raum [140, 141] zeigen, daß in der Wundumgebung bei simulierten Operationen die sonst im Raum vorherrschende turbulenzarme Verdrängungsströmung nicht erhalten bleibt, sondern in eine turbulente Mischströmung umschlägt. Für beide Laminar-Flow-Versionen bedeutet dies, daß freigesetzte bakterienbeladene Partikel über einen längeren Zeitraum in unmittelbarer Wundumgebung verbleiben. Die Versuche [138, 140] zeigen unter ungünstigen aerodynamischen Bedingungen eine Verweildauer von Partikeln bis zu 90 sec. Diese Untersuchungen geben daher

80 Auswirkungen auf die Organisation in LF-Räumen und LF-Kabinen

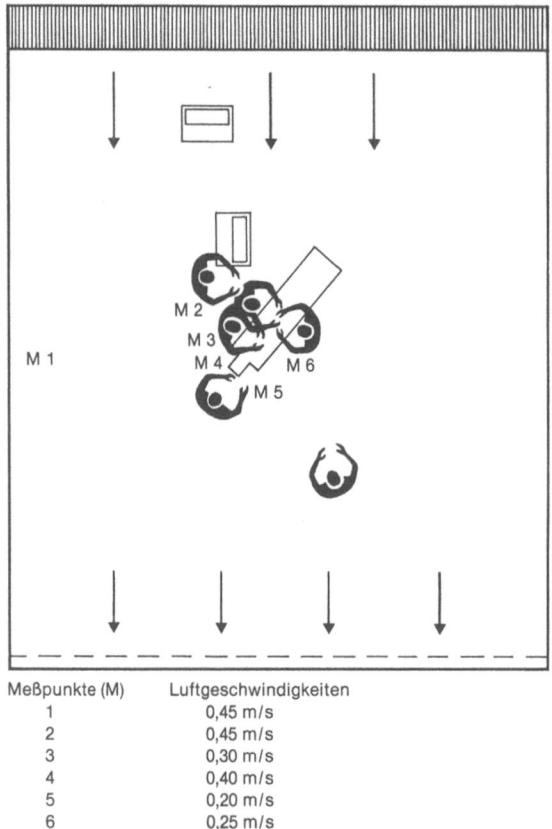

Meßpunkte (M)	Luftgeschwindigkeiten
1	0,45 m/s
2	0,45 m/s
3	0,30 m/s
4	0,40 m/s
5	0,20 m/s
6	0,25 m/s

Abb. 60. Wechselnde Luftgeschwindigkeiten hinter Störkörpern im Querstrom-Raum

Anlaß, dem Operationsteam und dem Operationspersonal Empfehlungen hinsichtlich des „reinraumgerechten Verhaltens" zu geben. Beim Operieren im Fallstromraum sollten daher große Operationsleuchten nicht zur Anwendung kommen und das Operationsteam mit einer sorgfältigen Kopfeindeckung oder dem Helmsystem arbeiten. Im Querstromraum beeinflussen die Operationsleuchten praktisch nicht die Strömung im Operationsgebiet; dagegen kann die Anordnung der Instrumententische und die Gruppierung des Operationsteams mit der Operationsschwester erhebliche Störungen der turbulenzarmen Verdrängungsströmung bewirken. Es ist daher im Querstromraum empfehlenswert für die jeweiligen Operationen eine Tischstellung in der Raumachse zu wählen, die dem Primärluftstrom eine ungehinderte Strömung erlaubt, soweit dies aus operationstaktischen Gründen möglich ist. SPEER [151] und SCHUBERT [141] haben dazu entsprechende Tischstellungen und Anordnungen der Operationsgruppe angegeben, die praktisch allen orthopädischen und unfallchirurgischen Operationssituationen gerecht werden. Mit den Tischstellungen in der Operationssaalachse, 45° nach rechts oder links und 90° zur Raumachse lassen sich praktisch alle orthopädischen und extremitätenchirurgischen Operationen „reinraumgerecht" gestalten.

5. Beurteilung von LF-Operationsräumen

5.1. Technik des Keimnachweises in Laminar-Flow-Operationsräumen

K. BOTZENHART und H. U. WANNER

Fragestellungen

Maßgebend bei der Wahl einer Methode zum Nachweis von Luftkeimen sind die Fragestellungen. In Operationsräumen mit turbulenzarmer Verdrängungsströmung erscheinen Luftkeimzahlbestimmungen in folgenden Fällen erforderlich:

— Kontrolle und Überwachung des Luftkeimgehaltes im leeren Raum.
— Messungen der Ausstreuungen durch Personen in Abhängigkeit von Tätigkeit und Bekleidung.
— Genaue Kenntnisse über die im Operationsbereich keimfreien und die durch die Personen oder Gegenstände kontaminierten Zonen.

Wegen der in der Regel sehr niedrigen Luftkeimzahlen in Räumen mit turbulenzarmer Verdrängungsströmung stellt sich sofort die Frage, ob man mit den heute bekannten, ziemlich aufwendigen Nachweismethoden innert nützlicher Frist zu einer zuverlässigen Aussage gelangen kann. Auf Grund der bisher vorliegenden Erfahrungen sind ergänzende Messungen erforderlich, um die Anzahl der Probenahmen für den direkten Keimnachweis reduzieren zu können. In Frage kommen vor allem kontinuierliche Messungen des Partikelgehaltes und Beobachtungen der Luftströmungen mittels Testrauch.

Grundlagen

Eine umfassende Zusammenstellung über die zum Nachweis von Luftkeimen bekannten Meßverfahren findet man in einer Ausgabe der Public Health Monographs [124].

Methodische Untersuchungen sowie Vergleiche verschiedener Meßmethoden wurden u.a. von ANDERSEN und COX [5], GOETZ [71], HILLIGER [78], HURTIENNE [87], LIDWELL [105], MAY [110], NOBLE [118], PETRAS [121], RAYNOR

[125], ROTTER und KOLLER [131], WANNER und DEUBER [174] sowie RUSSENBERGER [133] durchgeführt.

Bei allen Verfahren erfolgt der Nachweis von Luftkeimen in *zwei Stufen:*
In einer *1. Stufe* werden die Keime aufgefangen und angereichert. Dazu wird die Luft durch ein flüssiges oder poröses Medium gesaugt oder direkt auf einen festen Nährboden geblasen; dabei ist ein optimaler Abscheidegrad und eine minimale Absterberate anzustreben. Das Volumen der Probenahme richtet sich nach dem mutmaßlichen Keimgehalt; wichtig ist eine genaue Messung der angesaugten Luftmengen.

Bei der Probenahme sind die Strömungsverhältnisse im Bereich der Meßstelle besonders zu beachten. Optimal sind die Verhältnisse, wenn die Strömungsgeschwindigkeit im Luftansaugstutzen gleich der Strömungsgeschwindigkeit der Umgebungsluft ist (isokinetische Probenahme), oder wenn im unmittelbaren Bereich der Probenahme die Strömungsgeschwindigkeit gleich Null ist. Sind die Abweichungen von den Idealverhältnissen zu groß, so werden die Resultate bei größeren Partikeln (5 μm) verfälscht. Die Abb. 61 veranschaulicht diese Zusammenhänge.

In einer *2. Stufe* müssen die Keime kultiviert werden. Nährmedium, Bebrütungstemperatur und Bebrütungsdauer richten sich nach der Art der nachzuweisenden Keime. Je nach Fragestellung sind die Keime auf mehreren Nährmedien bei verschiedenen Temperaturen zu bebrüten. Für eine maximale Ausbeute an apathogenen Umweltbakterien und -pilzen sind Bebrütungstemperaturen von 25–30° C für vier Tage am besten geeignet.

Die gebräuchlichsten Nachweisverfahren sind die folgenden:

1. Sedimentation: Nährbodenplatten werden während einer bestimmten Zeitdauer exponiert; es werden damit nur diejenigen Keime erfaßt, die an sedimentierenden Partikeln haften. Die resultierende Koloniezahl kann nur mit der Expositionsdauer und der exponierten Nährbodenfläche, aber nicht mit einem bestimmten Luftvolumen in Beziehung gesetzt werden. Es läßt sich daher kein Luftkeimgehalt errechnen. Zur Abschätzung der Gefahr einer aerogenen Wundinfektion ist die Methode dennoch von Bedeutung, weil diese sich in der gleichen Abscheidungsform vollzieht, welche durch Sedimentationsplatten erfaßt wird.

2. Filtration: Die Luft wird durch Gelatine- oder Membranfilter gesaugt; anschließend werden die Filter in einer Nährlösung aufgelöst oder direkt auf einen festen Nährboden gelegt. Einfaches Verfahren — insbesondere zum Nachweis geringer Keimkonzentrationen.

3. Aufprallverfahren: Die Luft wird durch eine schmale Öffnung angesaugt und dabei stark beschleunigt; hierauf wird der beschleunigte Luftstrom entweder direkt auf einen festen Nährboden geblasen, den man anschließend direkt bebrütet ("Impaction"), oder auf die Oberfläche einer Flüssigkeit geblasen, von der nach der Probenahme Kulturen angelegt werden (Impingement). Die beim Ansaugen stark beschleunigten Keimträger bleiben auf dem Nährboden oder in der Absorptionslösung haften. Der Wirkungsgrad dieses sog. Aufpralleffektes ist von der Geschwindigkeit des Luftstromes beim Kontakt mit dem Absorptionsmedium abhängig. Mit dem Anprallverfahren werden alle Keime erfaßt; bei Abstufungen der Ansauggeschwindigkeit sind Differenzierungen nach der Größe der Keimträger möglich.

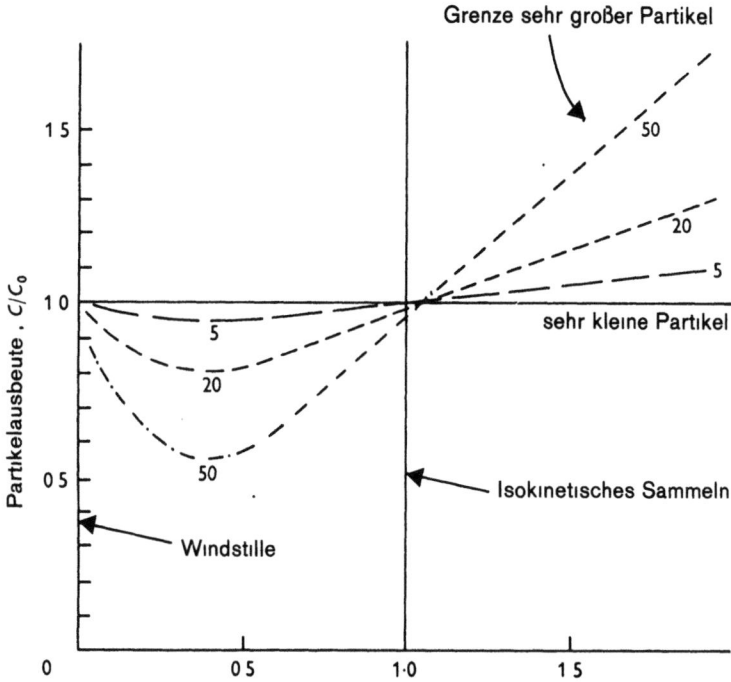

Abb. 61 Einfluß verschiedener Luftströmungsgeschwindigkeiten auf den Abscheidegrad für Partikel verschiedener Größe (nach MAY [110]). U_o = Strömungsgeschwindigkeit der Luft, U = Ansauggeschwindigkeit, C_o = effektive Partikelkonzentration, C = nachgewiesene Partikelkonzentration

Geeignete Methoden für Operationsräume

Eine besondere Problematik des Nachweises von Mikroorganismen in Räumen mit turbulenzarmer Verdrängungsströmung (Reinheitsklasse 100 nach Fed. Standard 209a) liegt darin, daß in der Primärluft die Keimzahlen unter 1 pro m³ liegen und sich damit unter der Nachweisgrenze der gebräuchlichen Verfahren befinden. Die kontaminierte Luft hinter Streuquellen enthält ebenfalls nicht sehr viele Mikroorganismen, welche zudem in ihrer Anzahl zeitlich stark schwanken. Diese Besonderheiten führen dazu, daß die resultierenden Koloniezahlen erhebliche systematische Fehler und eine große Streuung aufweisen können. Eine rechnerische Verarbeitung der Werte muß diese Umstände berücksichtigen. Zur Beurteilung des Reinheitsgrades sind zusätzliche Bestimmungen des Partikelgehaltes nicht zu umgehen (vgl. Abschnitt „Partikel- und Keimzahlbestimmungen", S. 86 ff.).

Für den Nachweis kleiner Keimkonzentrationen, wie dies in der Regel in Räumen mit turbulenzarmer Verdrängungsströmung der Fall ist, sind folgende Verfahren in Betracht zu ziehen:

1. Slit-Sampler: Durch eine Schlitzöffnung wird Luft (28–700 l pro min) angesaugt und mit einer Geschwindigkeit von ca. 40 m/sec direkt auf einen Kreissek-

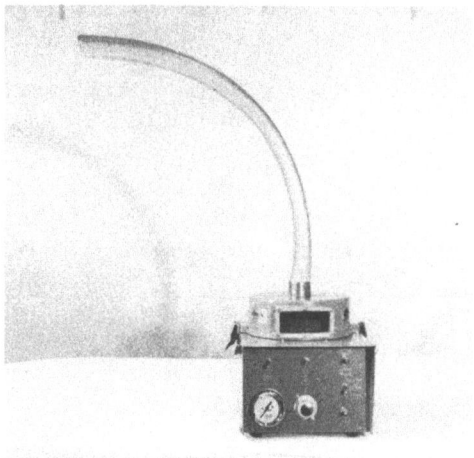

Abb. 62. Slit-Sampler; Ansaugen der Luft durch einen Kunststoffschlauch bei einer Probenahme in einem Raum mit turbulenzarmer Verdrangungsströmung

tor einer Nährbodenplatte geblasen, deren Oberfläche sich 2 mm unterhalb des Schlitzes befindet. Während der Probenahme dreht sich die Nährbodenplatte kontinuierlich, wobei sich die Drehgeschwindigkeit variieren läßt; dadurch kann eine Aussage über Änderungen der Keimkonzentrationen im Verlauf der 1-, 2- oder 5minütigen Probenahme gemacht werden.

Bei Probenahmen in Räumen mit horizontaler oder vertikaler Luftströmung sowie in Luftkanälen muß die Luft zunächst durch einen Schlauch angesaugt werden (Abb. 62); bei Schlauchlängen bis zu einem Meter treten keine erheblichen Unterschiede auf [133].

Es sind auch Slit-Sampler-Modelle im Handel, bei welchen 170–700 l Luft pro Minute angesaugt werden; allerdings kann hier die Luft nicht durch einen Schlauch angesaugt werden. Wegen der dabei auftretenden, unregelmäßigen Strömungsverhältnisse liefern die Messungen zu niedrige Keimzahlen. Weitere gebräuchliche Apparate sind der einstufige Fort-Detrick-Slit-Sampler und verschiedene Modelle von Sieve-Samplern [124].

2. Andersen-Sampler: Durch 6 übereinanderliegende Siebplatten werden 28 l Luft pro min angesaugt; jede Siebplatte hat insgesamt 400 Löcher, deren Durchmesser bei der obersten Platte am größten ist und bis zur untersten Platte kontinuierlich abnimmt. Dadurch steigt die Geschwindigkeit, mit welcher die Luft auf die jeweils unterhalb der Siebplatte befindlichen Nährbodenplatte geblasen wird, von Stufe zu Stufe an. Auf der obersten Platte bleiben somit die größten Teilchen haften und auf den folgenden Platten nimmt deren Durchmesser kontinuierlich ab (Abb. 63). Weitere gebräuchliche Apparate zur Auftrennung nach der Teilchengröße sind u. a. die je vierstufigen Cascade-Impactor und TDL Cascade-Slit (Abb. 61).

3. Gelatine-Filter: Die Luft wird mit einer Geschwindigkeit von maximal 50 cm/sec angesaugt. Nach ROTTER und KOLLER [131] sollten 30 cm/sec nicht überschritten werden, da sonst zu niedrige Werte auftreten; die gleichen Autoren

ANDERSEN-Sampler	Stufe	Lochdurch-messer (mm)	Luftgeschwindigkeit (m/sec)	Partikelgrößen (μ)
	1	1.18	1.08	≥8
	2	0.91	1.80	5–10
	3	0.71	2.97	3–6
	4	0.53	5.28	2–4
	5	0.34	12.78	1–2
	6	0.25	23.29	<1

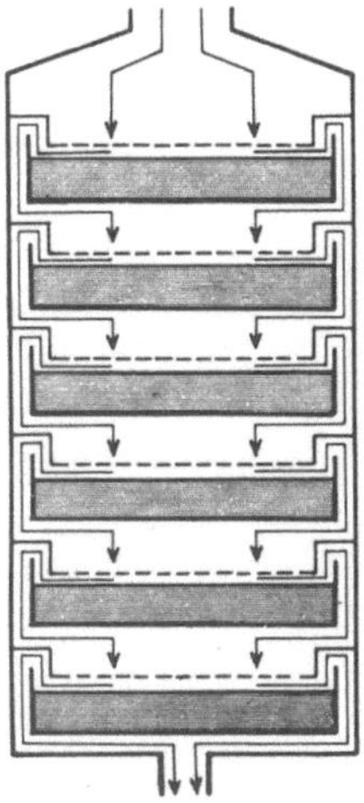

Abb. 63. Andersen-Sampler, Schematische Darstellung der 6 Siebplatten (Stufen) mit den darunterliegenden Nährbodenplatten

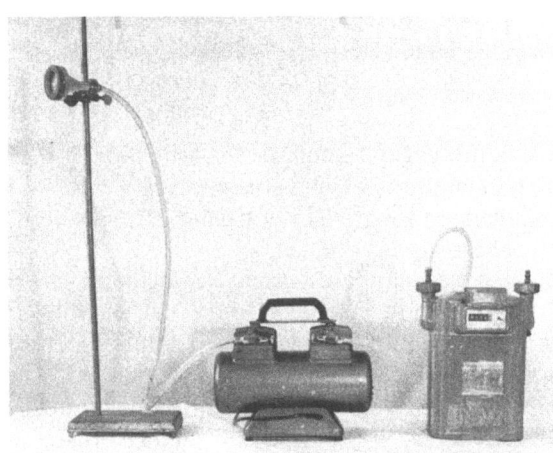

Abb 64. Gelatine-Filter, Meßanordnung mit Filterhalter, Pumpe und Gasuhr für Probenahme in einem Raum mit turbulenzarmer Verdrängungsströmung

fanden auch eine Abnahme der Keimausbeute mit zunehmender Dauer der Probenahme. Werden nur geringe Keimzahlen erwartet, so können die Filter nach der Probenahme direkt auf einen festen Nährboden gelegt werden; bei hohen Keimkonzentrationen sind die Filter in einer geeigneten Flüssigkeit aufzulösen und im Plattengußverfahren durch Ausspateln oder Membranfiltration weiter zu verarbeiten.

Die Vorteile dieser Methode liegen vor allem darin, daß bei der Probenahme Ansaugrichtung und -geschwindigkeit leicht den gegebenen Verhältnissen angepaßt werden können (Abb. 64 und 65). Infolge der flexiblen Verbindung des steri-

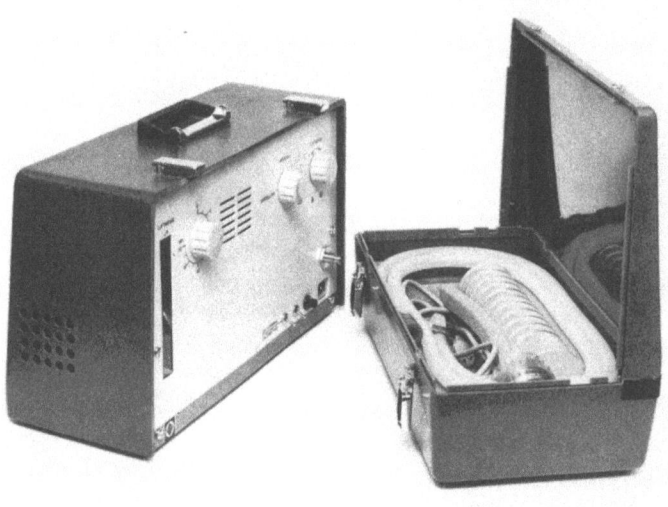

Abb. 65. Luftsammelgerät mit sterilisierbaren Filterhaltern, Verbindungsschlauch und Schaltzeituhr

lisierbaren Filterhalters mit dem Ansauggerät kann die Probenahme an beliebigen Orten, insbesondere auch im Operationsgebiet, vorgenommen werden (s. Kapitel 2.1–2.3). Ferner ist der zeitliche und materielle Aufwand gering, sofern die Filter direkt auf die Nährböden gelegt werden können.

Vergleichende Untersuchungen bei standardisierten Bedingungen mit den hier aufgeführten Methoden haben folgendes ergeben [133]: Zwischen Slit-Sampler und Andersen-Sampler einerseits und Slit-Sampler und Gelatine-Filter andererseits traten bezüglich Keimausbeute keine Unterschiede auf; mit dem Andersen-Sampler wurden jedoch signifikant ($p=0,05$) höhere Werte gemessen als mit den Gelatine-Filtern. Diese Zahlen gelten für Versuche mit Serratia marcescens als Testkeim, im Bereich von 200–300 Keimen/m^3. Diese sowie weitere methodische Untersuchungen zeigen, daß es kaum möglich ist, die Keimausbeute der einzelnen Methoden quantitativ zu erfassen; verschiedene Faktoren — u.a. Empfindlichkeit der Keime, Zeitdauer der Probenahme, Anzahl der Keime, die an einem Träger haften — beeinflussen die Werte. Bei Angaben über den Luftkeimgehalt sowie bei Vergleichen verschiedener Keimkonzentrationen ist deshalb immer auf die verwendete Methode zu achten.

Partikel- und Keimzahlbestimmungen

Bei der Überwachung und Kontrolle des Reinheitsgrades der Luft von Operationssälen und Laboratorien stellt sich nun die Frage, ob vom Partikelgehalt Rückschlüsse auf den Keimgehalt — oder auch umgekehrt — erfolgen können. Im Falle eines konstanten Verhältnisses könnte man bei der Durchführung der in

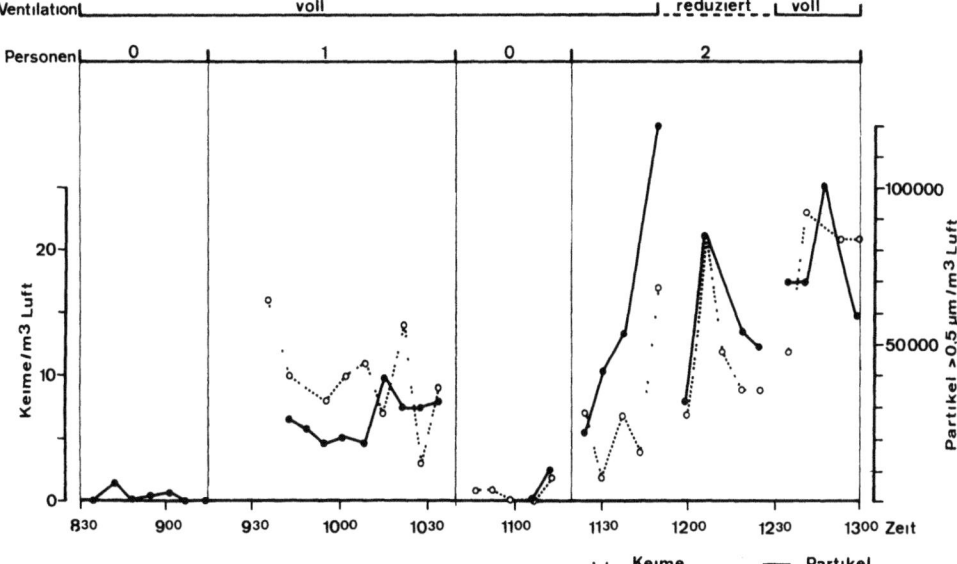

Abb. 66. Laboratorium mit turbulenzarmer Verdrängungsströmung; Horizontalflow mit ca. 250fachem Luftwechsel pro Stunde. Aufeinanderfolgende Probenahmen zwischen zwei Arbeitsplätzen mit Slit-Sampler und Partikelzähler, jeweils über Kunststoffschlauch

Reinräumen üblichen Partikelmessungen auf zusätzliche, meist zeitraubende und aufwendige Luftkeimzahlbestimmungen verzichten. Auf der anderen Seite stehen nicht überall die ziemlich teuren Streulichtmeßgeräte für Partikelzählungen zur Verfügung, so daß die Überlegung wichtig ist, ob alleinige Messungen des Luftkeimgehaltes zur Kontrolle und Beurteilung des Reinheitsgrades der Luft ausreichen. Messungen in drei Räumen, die unter verschiedenen Bedingungen durchgeführt wurden, ergaben kein konstantes Verhältnis zwischen den Partikel- und Keimzahlen in der Luft [157]. In einem Laboratorium mit Fensterlüftung schwankte die Relation Keime/Partikel ($-0,5\,\mu$) zwischen $1:10^4$ und $1:10^6$. In einem belegten Laboratorium mit turbulenzarmer Verdrängungsströmung betrugen die Verhältniszahlen $1:1000$ bis zu $1:5000$ (Abb. 66).

In einer Operationsboxe — ebenfalls mit turbulenzarmer Verdrängungsströmung — war das Verhältnis ungefähr gleich (Abb. 67). Generell ist jedoch die Berechnung eines Wertes auf Grund der gemessenen niedrigen Staub- und Keimkonzentrationen nicht möglich. Die von CORIELL [41] in einem Operationssaal ermittelten Werte liegen ungefähr in der gleichen Größenordnung.

Die Partikelzahlen können somit nur Anhaltspunkte für die Größenordnung der Keimzahlen liefern; maßgebend sind die jeweiligen mikrobiellen Streuquellen, die je nach Funktion und Belegung eines Raumes verschieden sind.

Luftkeimzahlbestimmungen allein sind in nicht belüfteten oder konventionell belüfteten Laboratorien und Operationssälen in der Regel durchaus ausreichend zur Überwachung sowie auch für Hinweise auf mikrobielle Streuquellen. In solchen Räumen sind auch nur wenige Meßstellen nötig, um eine für den ganzen Raum geltende Aussage machen zu können.

Anders liegen die Verhältnisse in Räumen mit turbulenzarmer Verdrängungsströmung: hier sind Partikelbestimmungen zur Überwachung der einwandfreien

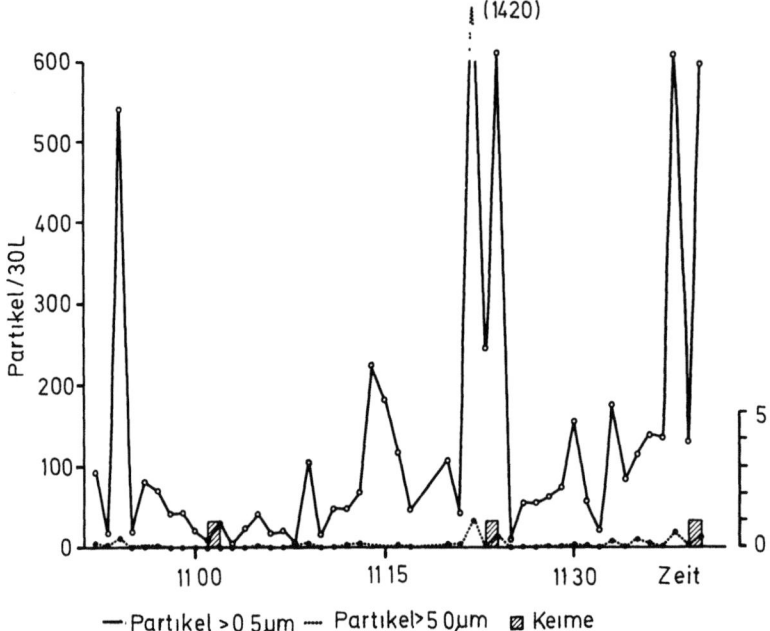

Abb. 67. Operationsraum mit turbulenzarmer Verdrängungsströmung während einer Operation. Vertikalflow mit ca. 600fachem Luftwechsel pro Stunde. Aufeinanderfolgende Probenahmen aus dem Wundbereich mit Slit-Sampler (5 min, 150 l Luft) und Partikelzähler (1 min, 30 l Luft), je über Kunststoffschlauch

Funktion sowie vor allem zur raschen Erkennung von Streuquellen besonders geeignet (s. Kapitel 5.2). Die Kontrolle der Filter auf Leckfreiheit und dichten Sitz ist nämlich ausschließlich durch die physikalische Methode möglich. Da in Laminar-Flow-Räumen Probenahmen an zahlreichen Stellen notwendig sind, wären Luftkeimzahlbestimmungen allein außerordentlich aufwendig; zudem sind in solchen Räumen die Luftkeimzahlen ohnehin sehr niedrig, so daß immer sehr große Luftmengen untersucht werden müssen. Zur Überprüfung und Überwachung der Sterilität der Luft im Wundbereich und hinter potentiellen Verunreinigungsquellen sind jedoch die Keimzahlbestimmungen unerläßlich. Sie empfehlen sich für eine eigenverantwortliche Kontrolle der Operateure in geeigneten Abständen zur Überprüfung ihres „reinraumgerechten Verhaltens" im Querstrom- und Vertikalstromraum, insbesondere weil das „Helmsystem" bisher nicht allgemein angewandt wird.

Zusammenfassung

Zum Nachweis von Luftkeimen in Operationsräumen mit turbulenzarmer Verdrängungsströmung eignen sich Slit-Sampler, Andersen-Sampler und Gelatine-Filter. Beim Ansaugen der Luft ist darauf zu achten, daß die Strömungsgeschwindigkeit der Umgebungsluft angepaßt ist. Bestimmungen des Partikelgehaltes dienen vor allem zur Überwachung und raschen Erkennung von Streuquellen. Zur Überprüfung der Sterilität der Luft sind Keimzahlbestimmungen unerläßlich.

5.2. Betrieb und Wartung von Laminar-Flow-Anlagen

K. BOTZENHART, R. BERENDT und W. SATTEL

Betrieb

Die einwandfreie Funktion einer LF-Anlage ist die primäre Voraussetzung für den mit ihr erzielbaren Erfolg. Die für den Aufbau einer LF-Anlage gewählten Baukomponenten müssen wartungsfrei bzw. wartungsarm sein. Sie sind ausreichend zu dimensionieren (Gebläse mit steiler Kennlinie[1]) und gut zugängig anzuordnen.

Sicherheitsschaltungen zwischen dem primären LF- und sekundär angegliederten Klima-Zuluftzonen sollten so ausgeführt sein, daß bei Störung der LF-Funktion die sekundär eingespeisten Klima-Zuluftströme nur über die HOSCH-Filterwand des LF-Systems in den OP-Raum gelangen können. Kontrolleinrichtungen, möglichst elektrischer Art, können die Störungen sofort optisch und evtl. akustisch an verantwortlicher Stelle anzeigen. Ein eingewiesenes Wartungspersonal, das mit allen Anlageeinrichtungen vertraut ist, wird anhand ausführlicher Bedienungsanleitungen in der Lage sein, Maßnahmen zur Störungsbeseitigung sofort zu ergreifen.

Eine sog. Nachtschaltung mit reduzierter Leistung der LF-Gebläse für eine Luftgeschwindigkeit von etwa 0,2 m/sec hat sich bewährt, jedoch muß im LF-OP-Raum eine deutliche Kontrollanzeige für die jeweilige Betriebsart vorhanden sein. In jedem Fall sollte die Anlage nach einem Stillstand etwa 15–30 min vor Aufnahme der Tätigkeit eingeschaltet werden.

Über das sog. „Reinraumgerechte Verhalten" des Chirurgenteams, der Instrumentenschwester und des Springers in Ganzraum-Operationsräumen nach dem Vertikal- oder Querstromprinzip sollten klare Richtlinien und Instruktionen von den Verantwortlichen der Operationsgruppe erlassen werden. Dabei sind topographische Besonderheiten des Eingriffes am menschlichen Körper (Gehirn, Thorax, Extremitäten) zu berücksichtigen (s. Kapitel 4).

Für den Betrieb eines LF-Operationsraumes oder von Vertikal- und Querstromkabinen ist weiterhin zu bedenken, daß auf Grund der oft nachträglichen Installation in einem vorhandenen Operationsraum die eigentliche Klimatisierung aus einer Zentrale oder einer separaten Klimaanlage herkömmlicher Bauart angekoppelt wird. Diese sollte der DIN 1946 entsprechen.

Anhand einer Checkliste, die von der betriebstechnischen Abteilung geführt wird und im Maschinenraum aushängt, ist zu ersehen, wann die Vorfilter ausgewechselt wurden. Sie sollten entsprechend ihrer Stufe in Abhängigkeit vom Verschmutzungsgrad, der am Differentialdruckmanometer ablesbar ist, ausgewechselt werden.

---

[1] Steigt der Widerstand im HOSCH-Filter durch zunehmende „Verschmutzung" an, ist der Abfall des Luftvolumenstroms gering. Gebläse mit steiler Kennlinie, d.h diese Gebläse halten den Soll-Volumenstrom sehr lange aufrecht — trotz zunehmenden Luftwiderstandes im HOSCH-Filter

Wartung

Ebenso wie die konventionell belüfteten Operationsräume in ihrem Klima- und technischen Teil müssen die LF-Anlagen durch regelmäßige Wartungen kontrolliert werden. In Wartungsintervallen von etwa 6 Monaten wird die Leckfreiheit der HOSCH-Filter sowie ihr Dichtsitz im Rahmensystem und Rahmenverbindungen mit einem Partikelzählgerät oder Aerosol-Photometer nach den einschlägigen Richtlinien kontrolliert. Werden Leckkontrollen mit einem Partikelzählgerät vorgenommen, mißt man den Reinheitsgrad der "first air", der sog. Primärluft. Reinheitsgrade mit weniger als 20 Partikeln pro Kubikfuß sind dabei üblich. Sie gehen an die unterste Grenze der Meßempfindlichkeit der zur Zeit gebräuchlichen Partikelzählgeräte. Die Leckkontrollen der HOSCH-Filter sind in jedem Falle von geschultem Personal durchzuführen. Die rein technische Überprüfung der Klima- und LF-Anlage kann je nach der örtlichen Situation die betriebstechnische Abteilung eines Krankenhauses oder ein Wartungsdienst durchführen. Die Soll-Luftgeschwindigkeit im LF-Bereich wird gleichfalls bei den vorgenannten Wartungsarbeiten kontrolliert und muß unter Umständen nachreguliert werden. Als Luftgeschwindigkeits-Meßgeräte können Flügelrad- oder Hitzdrahtanemometer sowie Stauflügel-Meßgeräte verwandt werden. Die Meßgenauigkeit bzw. die Skaleneinteilung sollte 0,05 m/sec aufweisen.

Die HOSCH-Luftfilterwand hat erfahrungsgemäß Standzeiten, die über 3–5 Jahre liegen. Ihr Auswechselzeitpunkt wird bestimmt durch die Nachstellmöglichkeiten der Ventilatoren, d.h. wenn die Luftgeschwindigkeit unter ihren Soll-Wert abfällt und eine Nachregulierung der Gebläse durch die Nachstelleinrichtungen erschöpft ist, muß die HOSCH-Filterwand ausgewechselt werden. Dabei erfolgt gleichzeitig eine gründliche Generalreinigung der gesamten LF-Anlage.

In den Zeiten der Reinigung zwischen den Operationen und der Schlußreinigung des Raumes am Operationstagende muß die Anlage voll durchlaufen. Erst wenn die letzte Person der Reinigungskolonne den Raum verlassen und geschlossen hat, kann die Anlage auf Nachtschaltung gestellt werden. Im Falle einer unvorhergesehenen septischen Operation in der LF-Kabine oder dem Laminar-Flow-Raum ist dieser wie ein konventioneller aseptischer oder septischer Operationsraum zu behandeln. Über die Form und das Vorgehen bei der Fußboden- und Flächendesinfektion sowie der Behandlung der im Operationsraum vorhandenen mobilen Geräte haben GIERHAKE [69] und KANZ [90] ausführliche Richtlinien niedergelegt. Die für die Scheuerdesinfektion und Desinfektion der Wände und Geräte möglichen Desinfektionsmittel sind in der „Liste der vom Bundesgesundheitsamt geprüften und anerkannten Desinfektionsmittel und Verfahren" im Bundesgesetzblatt veröffentlicht und durch das Robert-Koch-Institut, Nordufer 20, 1000 Berlin 65, erhältlich.

Darüber hinaus finden sich Angaben über Grob-, Raum- und Feindesinfektionsmittel mit Konzentrationsangaben bei Flächendesinfektionen in einer von der Deutschen Gesellschaft für Hygiene und Mikrobiologie (DGHM) herausgegebenen Liste, die im Bundesgesetzblatt 1971 und in einem Nachtrag 1972 veröffentlicht ist (zu beziehen durch das Bundesgesundheitsamt, Robert-Koch-Institut, Nordufer 20, 1000 Berlin 65). Wichtig erscheint uns der Hinweis, daß oft die unzureichende Unterrichtung und eine fehlende Gebrauchsanweisung die Maßnahmen der Desinfektion wirkungslos bleiben lassen. Selbstverständlich müssen die vorgeschriebenen Konzentrationen der verwendeten Desinfektionsmittel bei der 2-Eimer-Naßwisch-Methode oder der Feuchtwisch-Mop-Methode eingehalten werden. Eine Fußbodenpflege mit glanzerzeugenden Mitteln ist im Operationssaal überflüssig.

Wird der gesamte Raum oder die Kabine mittels gasförmiger Desinfektionsmittel behandelt, sollte der Sekundärkreis (konventionelle Klimaanlage) abgestellt werden können und die LF-Anlage mit Vollast gefahren werden. Dadurch wird gewährleistet, daß die im Primärkreis eingesetzten Vorfilter und die HOSCH-Filter sowie die Druckkammer eine Keimreduktion erfahren. Besteht keine integrierte und nicht getrennt arbeitende Anlage im Sinne der entkoppelten Primär- und Sekundärkreisanlage, muß bei der Raumdesinfektion die LF-Klimaanlage abgestellt und nach einer entsprechenden Einwirkungszeit vor Betreten des Raumes die Anlage wieder in Betrieb genommen werden. Unter diesen Voraussetzungen dürfte allerdings das gezielte Besprühen bzw. Abwischen der vorhandenen Flächen mit flüssigen Desinfektionsmitteln sinnvoller sein.

Die berechtigte Frage nach dem wie oft und wann einer Desinfektion läßt sich so beantworten, daß nach jeder Operation eine Scheuerdesinfektion des Bodens sowie eine tägliche Schlußdesinfektion durchgeführt werden muß. Selbstverständlich sollte die LF-Kabine oder der Laminar-Flow-Raum nach jeder unvorhergesehenen septischen Operation wie ein konventioneller Operationsraum hygienischen Gesichtspunkten gemäß behandelt werden. Eine zusätzliche Desinfektion der lüftungstechnischen Anlagen erübrigt sich, da es in ihnen, mit Ausnahme von Umlaufsprühbefeuchtern, nicht zu einer erheblichen Verkeimung kommt.

Es empfiehlt sich aus unserer Sicht, einen Verantwortlichen aus der Klinik, wenn vorhanden den Klinikshygieniker, die notwendigen Desinfektionsintervalle festlegen und überwachen zu lassen. Darüber hat in Zusammenarbeit mit der betriebstechnischen Abteilung eine entsprechende Buchführung zu erfolgen.

Eine permanente Keim- und Partikelzählung mit Luftsammel- und Partikelzählgeräten zur bakteriologischen und Partikelkontrolle bei jeder Operation, die als Warnung vor einem Partikel- oder Keimeinbruch schützen soll, erscheint uns nicht notwendig. Dieses Vorgehen würde eine ununterbrochene Keim- und Partikelzählmethode in unmittelbarer Wundumgebung erfordern und einen großen personellen und nicht zuletzt finanziellen Aufwand bedeuten. Empfehlenswert erscheint dagegen eine häufige Demonstration der Luftführung mit Strömungsprüfröhrchen, welche dem Personal die besonderen Bedingungen unter allen Situationen aufzeigen kann. Die in Bearbeitung befindlichen DIN-Normen 1946 und 2083 werden wahrscheinlich nicht über unsere Auffassungen hinsichtlich des Betriebes und der Wartung von konventionellen und Laminar-Flow-Operationsräumen hinausgehen.

6. Anwendung der LF-Reinraumtechnik in der Intensivpflege

6.1. Verbrennungskranke

G. KRAMER

Die Infektion ist die beherrschende Komplikation bei schweren Verbrennungen, wenn die erste Phase der Verbrennungskrankheit überlebt wird. Es lag daher nahe, die Vorteile des LF-Systems bei Verbrennungskranken zu nutzen. Die gegenüber den herkömmlichen Krankenzimmern geänderten physikalischen Umweltbedingungen (rasche Luftwechsel, Temperatur und Feuchtigkeit) warfen die Frage auf, ob dieses System überhaupt Schwerkranken auf Dauer zumutbar ist, denn im Gegensatz zur Verwendung des Laminar-Flow-Systems in Operationssälen sind die Verbrennungskranken ja über lange Zeit diesen Bedingungen ausgesetzt. Hinzu kommt, daß die thermisch geschädigte Haut, wenn eben möglich, einer offenen Wundbehandlung unterzogen wird und somit die erwähnten physikalischen Einflüsse erst recht zur Geltung kommen können. Zu denken ist in erster Linie an den Wärmeverlust, die damit in Verbindung stehende zusätzliche Kreislaufbelastung, Änderungen des Wasser- und Elektrolythaushaltes und Beeinflussung des Stoffwechselumsatzes im Sinne einer erhöhten Energiebilanz [4, 14, 27, 88, 148, 153, 179].

Um diese Frage zu klären, haben wir folgende Untersuchungen durchgeführt:

1. Kontrolle des Kreislaufes, analysiert am Pulsfrequenzverhalten.
2. Globale Wasserbilanz
3. Natrium- und Kaliumhaushalt
4. Säurebasenhaushalt
5. Stickstoffbilanz
6. Gesamteiweißbilanz.

Die Untersuchungen wurden an 10 Verbrennungskranken durchgeführt, deren prozentualer Anteil drittgradiger Verbrennungen wenigstens 25% betrug. Als Vergleichsgruppe wurden 10 Patienten ausgewählt, die unter konventionellen Bedingungen gepflegt wurden und die ungefähr das gleiche Ausmaß drittgradiger Verbrennungen hatten. Die Patienten der Vergleichsgruppe stammen alle aus der Zeit, in der die Gesamtbehandlung der Verbrennungserkrankung nach den heute üblichen Gesichtspunkten durchgeführt worden ist. Es wurde darauf geachtet, daß die Verbrennungsoberfläche, Lebensalter und sonstige Begleitumstände in beiden Gruppen wenigstens annähernd das gleiche Verteilungsmuster hatten. Die Herzkreislaufbelastung wurde aus den kontinuierlich aufgezeichneten Pulsfrequenzen analysiert, wobei wir zur besseren Übersicht die 3 Std-Mittelwerte zusammenfaßten.

Es zeigte sich, daß die Patienten unter LF-Bedingungen deutlich höhere Pulsfrequenzen aufwiesen als die Normalpatienten. Es zeigte sich aber auch bei näherer Analyse der einzelnen Krankengeschichten, daß das Ausmaß drittgradiger Verbrennungen bei den LF-Patienten deutlich größer war und daß hier die kritischen Phasen der Erkrankung erfahrungsgemäß länger dauern und somit stärker ins Gewicht fallen. In der Normalgruppe hatten wir keinen Patienten, der vergleichbare Belastungen überlebte.

Aus der Information, daß Schwerverbrannte überhaupt eine so enorme und über Wochen anhaltende Herzkreislaufbelastung überleben können, ist der Schluß zu ziehen, daß die Belastbarkeit des Herzkreislaufsystems größer ist, als man auf Grund früherer Untersuchungen erwarten konnte, d.h. daß auch Verbrennungen mit über 50% der Körperoberfläche eine Überlebenschance haben, wenn sie nicht durch weitere zusätzliche Belastungen geschädigt werden. Ob die Herzkreislaufbelastung auch durch das LF-System direkt beeinflußt ist, wird nach Analyse der anderen Untersuchungsbefunde zu diskutieren sein.

Über erhöhte Wärmeverluste infolge der Luftgeschwindigkeit werden wir in erster Linie durch die globale Wasserbilanz informiert. Die drittgradig thermisch geschädigte Haut hat ihr Thermoregulationsvermögen verloren und verhält sich bezüglich der Verdunstung wie eine offene Wasseroberfläche [4, 57, 94 u.a.].

Bei unseren Patienten wurden die globale Wasserbilanz und das Hämatokritverhalten untersucht. Die 24 Std-Werte der Ein- und Ausfuhr wurden miteinander in Beziehung gesetzt; zur Ausfuhr wurden 1000 ml unsichtbarer Wasserverlust hinzuaddiert. Die Bilanz wurde als negativ angesehen, wenn die Einfuhr die Ausfuhr überwog und als positiv, wenn die Ausfuhr überschießend war. Aus den dargestellten Kurven der Normalpatienten zeigt sich nach der typischen negativen Bilanz der ersten 8 Tage eine im wesentlichen ausgeglichene Ein- und Ausfuhr, wobei die überschießenden Werte wohl dadurch zu erklären sind, daß der angenommene unsichtbare Wasserverlust in Wirklichkeit nicht 1000 ml pro die erreichte. Diese Annahme ist um so berechtigter, als die Hämatokritwerte sich im Normbereich hielten; bei einem tatsächlichen Ausfuhrüberschuß hätte man eine entsprechende Reaktion im Sinne eines erhöhten Hämatokritwertes erwarten müssen.

Bei den LF-Patienten ist die negative Wasserbilanz infolge der schweren Verbrennungen in den ersten Tagen deutlicher ausgeprägt. Insgesamt finden wir jedoch nach Stabilisierung des Allgemeinzustandes das gleiche Verhalten wie bei den Normalpatienten. Ein Hinweis über stärkere unsichtbare Wasserverluste durch die häufigen Luftwechsel ist also nicht ersichtlich.

Diese Ergebnisse stimmen mit den Mittelwertberechnungen des Natrium-Kaliumspiegels vom gleichen Patientenkollektiv überein. Bei den Natriumwerten ist zwar bei den LF-Patienten insgesamt der Kurvenverlauf etwas sprunghafter, was auf krisenhafte Zustände einzelner Patienten hinweist, im Gesamtverhalten ergeben sich jedoch keine Unterschiede zu den Normalpatienten. Bei den Kaliumwerten haben wir den gleichen Verlauf. Auch hier ist bei den LF-Patienten der

Kurvenverlauf unruhiger, mit Neigung zu krisenhaften Hypokaliämien in Einzelfällen. Hinsichtlich der Gesamtbilanz ergibt sich jedoch kein Unterschied.

Wir können somit sagen, daß im Bereich des Wasser- und Elektrolythaushaltes keine erkennbaren Unterschiede zwischen Normalpatienten und LF-Patienten bestehen, die darauf hinweisen, daß unter den Bedingungen des LF-Systems stärkere unsichtbare Wasserverluste eintreten. Bei den Stoffwechselbilanzen haben wir als wesentliche Kenngröße des Säurebasenhaushaltes die pH-Messungen bei Normal- und LF-Patienten untersucht. Hier ergibt sich, daß die pH-Werte bei den LF-Patienten nahezu gleichförmig im unteren Normbereich liegen und mit Ausnahme der ersten Schockphase kaum Werte im acidotischen Bereich zeigen. Die vereinzelt auftretenden alkalotischen Werte betrafen Patienten, die während einer kritischen Phase beatmet werden mußten. Dagegen zeigen die Normalpatienten einen sehr viel ungleichmäßigeren Kurvenverlauf, was ein Hinweis auf stärkere metabolische Störungen ist.

Die Reststickstoffwerte waren bei beiden Kollektiven in keinem Fall pathologisch grob verändert, und auch im Gesamteiweißverhalten sehen wir keine nennenswerten Abweichungen von der Norm, wenn wir die typischen Senkungen der ersten 8 Tage infolge der hochgradigen Intoxikation und primären Schockphase außer Betracht lassen.

Fassen wir das Ergebnis der Stoffwechseluntersuchungen zusammen, so ist festzustellen, daß erkennbare Unterschiede hinsichtlich der untersuchten Parameter mit Ausnahme des Herzkreislaufverhaltens nicht feststellbar sind. Die in den ersten 4 Wochen aufgezeichneten Meßwerte setzen sich in ihrer Tendenz auch für den weiteren Verlauf der Erkrankung in beiden Kollektiven fort [98], so daß auf eine weitere Darstellung der Spätphasen in diesem Zusammenhang verzichtet werden kann.

Da also Wasser- und Elektrolythaushalt sowie die wichtigsten Stoffwechselbilanzen sich in den beiden untersuchten Patientengruppen im wesentlichen analog verhielten, wobei zu berücksichtigen ist, daß das Kollektiv der LF-Gruppe die prozentual höhere Verbrennungsoberfläche aufwies, kann gesagt werden, daß die erhöhten Herzkreislaufbelastungen nicht durch die äußeren Bedingungen des LF-Raumes gegeben sind, sondern ihre Ursache in der individuell schwereren Verbrennung haben mußten. Nach Analyse dieser Befunde ist also das LF-System für Verbrennungskranke auch unter den Bedingungen der offenen Wundbehandlung über mehrere Wochen zumutbar. Diese Erkenntnis ist von ausschlaggebender Bedeutung, da gerade die Spätphasen der Verbrennungen durch Infektionen gekennzeichnet sind und wir uns durch das LF-System ja einen wirksamen Schutz vor Infektionen versprechen.

Die Untersuchungen über die Kontamination des LF-Raumes sind seit 4 Jahren kontinuierlich vorgenommen worden. Es wurden und es werden weiterhin alle 7 Tage von gekennzeichneten Stellen des Raumes mit befeuchteten Wattetupfern in einem 20 × 20 cm großen Bezirk Abstriche genommen und untersucht. Diese Untersuchungen werden im Hygiene-Institut der Stadt Dortmund (Leitung: Prof. Dr. TH. LAMMERS) durchgeführt [2].

---

[2] Wir sind dem Direktor des Hygiene-Institutes, Herrn Prof. Dr. TH. LAMMERS, und seinen Mitarbeitern für die Durchführung der Untersuchungen zu großem Dank verpflichtet.

Verbrennungskranke

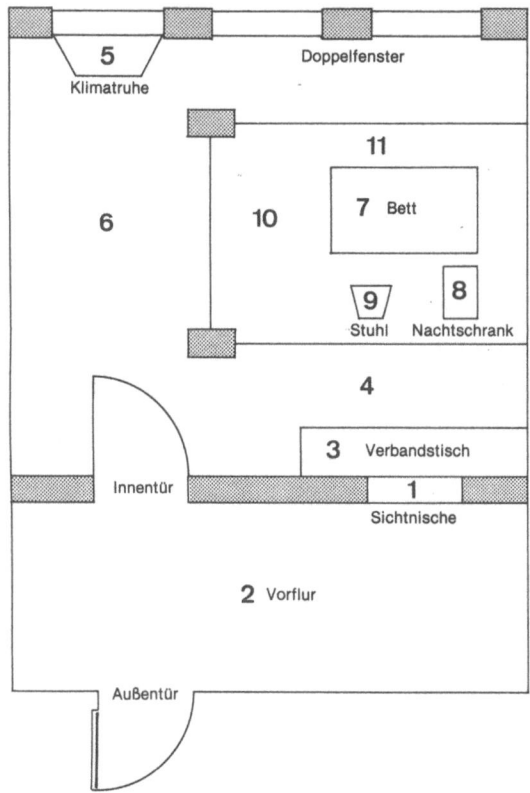

Abb. 68. Keimabstrichzonen in einem LF-Intensivpflegeraum Grundriß des LF-Raumes
Die Abstrichzonen 12—15 befinden sich an der Decke des Raumes

Tabelle 3. Keimbefall LF-Raum. Untersuchungszeitraum vom 20. 5. 1970–20. 5 1974

			Reinraumbereich		Unsteriler Bereich	
Gesamtzahl der Abstriche	1816	100%	776	100%	1040	100%
Steril	1126	62,0%	520	67,01%	605	58,17%
Apathogen (aerobe Sporenbildner)	308	16,96%	105	13,53%	203	19,52%
Pathogen	382	21,04%	151	19,46%	232	22,31%

Durch die Aufteilung des Raumes in 15 verschiedene Zonen glauben wir die Verkeimung des LF-Raumes repräsentativ ermittelt zu haben (siehe Grundriß Abb. 68).

Tabelle 3 gibt einen Überblick über die Ergebnisse der Abstriche des Raumes, wobei der eigentliche Reinraumbereich vom unsterilen Bereich gesondert ausgewertet wurde. Die von uns vorgenommene Unterteilung in apathogene und pathogene Keime erfolgte aus der Sicht des Klinikers. Auf eine Diskussion über

Desinfektionsfragen wird an dieser Stelle ausdrücklich verzichtet. Die von uns als apathogen angesehenen aeroben Sporenbildner stellen in der Tat derzeit kein klinisches Problem dar. Hingegen haben wir die Keime, die man im klinischen Sprachgebrauch als fakultativ-pathogen bezeichnet, in die Gruppe der pathogenen Keime eingeordnet, obwohl eine Reihe dieser Keime ebenfalls für uns derzeit noch kein klinisches Problem darstellen. Die den Kliniker besonders interessierenden Problemkeime werden noch im einzelnen diskutiert.

Es fällt auf, daß im unsterilen Bereich des LF-Raumes die Zahl der Abstriche ohne Keimnachweis erstaunlich hoch war. Die Analyse des Keimbefalls im Reinraumbereich ergibt die stärkste Kontaminierung im Bereich des Bettes und dem Fußboden beiderseits des Bettes, wie nicht anders zu erwarten war (Tab. 4). In der unsterilen Zone waren neben dem Fußboden insbesondere auch der Verbandstisch und der Boden vor dem Verbandstisch am stärksten betroffen (Tab. 5). Der Vergleich des qualitativen und quantitativen Keimbefalls zeigt, daß in der Mehrzahl der Abstriche immer nur eine Keimart nachgewiesen wurde und sich nur relativ selten zwei oder mehr Keimarten fanden.

Von den isolierten Keimen (Tab. 6) sind für den Kliniker insbesondere die Keime der Pseudomonasgruppe, *Klebsiella*, *Enterobacter aerogenes* sowie der *Staphylococcus aureus haemolyticus* von besonderem Interesse, weil Infektionen durch diese Keime die Verbrennungskranken am schwerwiegendsten belasten [13, 60, 75, 92, 106, 116]. Die in der Tab. 6 aufgeführten Keime sind in der zeitlichen Reihenfolge ihres Nachweises numeriert, d.h. daß z.B. *Klebsiella* und *Enterobacter aerogenes* als die z.Z. wesentlichsten Problemkeime im Sinne des Hospitalismus erst relativ spät im LF-Raum festgestellt wurden. Der zeitliche und örtliche Nachweis der uns am meisten interessierenden Keime *Staphylococcus aureus haemolyticus*, *Pseudomonas*, *Klebsiella* und *Enterobacter aerogenes* sind in den Tabellen 7–10 aufgeführt.

Es ist festzustellen, daß der *Staphylococcus aureus haemolyticus* seit Ende des Jahres 1972 nicht mehr nachgewiesen worden ist und *Enterobacter aerogenes* seit 1972 vorherrscht. Die Kontaminierung mit *Klebsiella* war im Jahre 1973 am stärksten, im Jahre 1974 wurden bis zum angegebenen Untersuchungszeitraum keine Klebsiellakeime mehr gefunden. Für die Pseudomonaskeime war charakteristisch, daß sie im gesamten Untersuchungszeitraum eigentlich nur sporadisch auftraten und zwar immer dann, wenn auf Grund der Wundverhältnisse Feuchtigkeitsansammlungen durch Wundsekret an schwer zugänglichen Körperstellen nicht zu vermeiden waren bzw. wenn nach Transplantationen zur Verhinderung von Krustenbildung Feuchtigkeitsvernebler eingesetzt werden mußten. Die Keimbelastung ist im Reinraumbereich wie im unsterilen Bereich des LF-Raumes nahezu gleich hoch. Dies wirft natürlich die Frage auf, ob tatsächlich der eigentliche Reinraumbereich mit keimfreier Luft durchströmt wird. Diese Frage kann wohl uneingeschränkt bejaht werden, denn im gesamten Zeitraum sind im Bereich der Zuluftfilter nur bei 15 von insgesamt 158 Abstrichen aerobe Sporenbildner gefunden worden und nur in drei Fällen wurden pathogene Keime nachgewiesen. Es handelt sich einmal um Pseudomonaskeime (21. 5. 1973), um Colinachweis (3. 7. 1973) und um Klebsiellabefall (16. 7. 1973).

Der relativ enge zeitliche Zusammenhang läßt an eine Schmierinfektion durch Personal bei Reinigungsarbeiten bzw. Wartungsarbeiten an der Filterdecke zur

Verbrennungskranke

Tabelle 4. Keimbefall Reinraumbereich. Untersuchungszeitraum vom 20. 5. 1970–20. 5. 1974

Abstrichort	Zahl		Steril		Apathogen				Pathogen		
					Aerobe		Sporenbildner		Qualitativ		Quantitativ
7[1]) Bett	139	100%	86	61,87%	25		17,99%		28	20,14%	40
8 Nachtschrank	139	100%	106	76,26%	14		10,07%		19	13,67%	23
9 Infusionsständer oder Stuhl	120	100%	84	70,0%	13		10,83%		23	19,17%	30
10 Fußboden 11 beiderseits vom Bett	220	100%	105	47,73%	38		17,27%		77	35,0%	93
14 Filter I/II 15 Zuluft	158	100%	140	88,61%	15		9,49%		3	1,90%	—

[1]) Kennziffer nach Grundriß

Tabelle 5. Keimbefall unsteriler Bereich. Untersuchungszeitraum vom 20. 5. 1970–20. 5. 1974

Abstrichort	Zahl		Steril		Apathogen				Pathogen		
					Aerobe		Sporenbildner		Qualitativ		Quantitativ
1[1])Sichtnische	139	100%	56	40,29%	42		30,22%		41	29,49%	51
2 Vorflur (Fußboden)	139	100%	70	50,36%	21		15,11%		48	34,53%	56
3 Verbandstisch	139	100%	108	77,70%	14		10,07%		17	12,23%	23
4 Boden vor Verbandstisch	141	100%	54	38,30%	20		14,18%		67	47,52%	81
5 Klimatruhe	137	100%	113	82,48%	17		12,41%		7	5,11%	9
6 Boden vor Klimatruhe	141	100%	84	59,57%	26		18,44%		31	21,99%	42
12 Vorfilter I/II 13 Abluft	204	100%	120	58,82%	63		30,88%		21	10,29%	25

[1]) Kennziffer nach Grundriß

Tabelle 6. Isolierte Keime

1	Apathogene Staphylococcen (Koagulase neg.)
2	Aerobe Sporenbildner
3	Aspergillus
4	*Staphyl. aureus haemolyticus*
5	*Escherichia coli*
6	Enterococcen
7	*Microc. pyogenes var. Albus*
8	*Pseudomonas aeruginosa*
9	Candida albicans
10	Andere Sproßpilze
11	Proteus Vulgaris
12	*Streptococcus salvarius*
13	Andere vergrünende Streptococcen
14	*Klebsiella*
15	B-Haemolytische A-Streptococcen
16	Sarcinen
17	*Enterobacter aerogenes*

Tabelle 7. Zeitlicher und örtlicher Nachweis von *Staph. aur. haem.* Zeitraum 20. 5. 1970–20. 5. 1974

Datum	Unsteriler Bereich						Reinraumbereich					Abluft		Zuluft	
	1	2	3	4	5	6	7	8	9	10	11	12	13	14	15
26. 5. 1970				+											
1. 6. 1970		+		+	+			+							
7. 6. 1970			+	+				+							
25. 6. 1970				+											
30. 6. 1970			+	+				+		+					
10. 8. 1970				+	+				+						
25. 9. 1970									+						
25. 1. 1971				+											
13. 4. 1971		+													
14. 6. 1971				+											
13. 10. 1971								+							
1. 2. 1972	+														
17. 2. 1972				+				+							
19. 4. 1972							+								
20. 11. 1972					+										

Leckprüfung denken. Die Möglichkeit des Durchwachsens bei langdauerndem Gebrauch kann schon aus dem Grunde ausgeschlossen werden, weil einmal die Filter bisher noch nicht ausgewechselt worden sind, d. h. bei einem Durchwachsen hätten Keime auch in späteren Zeiträumen nachgewiesen werden müssen und zum anderen dürften die nachgewiesenen Keime in dem trockenen Milieu des Filters kaum lebensfähig sein (s. Kapitel 5.2, Lit.-Nr. [132]).

Diese Annahme wird unterstützt durch den relativ seltenen Keimbefall im Bereich der Abluftfilter, obwohl ja nach den Strömungsverhältnissen hier der

Tabelle 8. Zeitlicher und örtlicher Nachweis von *Pseudomonas*.
Zeitraum 20. 5. 1970–20. 5. 1974

Datum	Unsteriler Bereich						Reinraumbereich					Abluft		Zuluft	
	1	2	3	4	5	6	7	8	9	10	11	12	13	14	15
23.11.1970							+								
13.4.1971				+											
26.4.1971				+											
12.7.1972		+					+	+							
7.8.1972							+	+							
14.8.1972										+					
17.8.1972							+	+							
22.1.1973	+														
21.5.1973	+		+	+			+		+					+	
11.6.1973									+						
3.7.1973				+						+		+			
30.7.1973		+		+					+						
6.8.1973		+		+					+	+					
3.9.1973							+	+							
14.3.1974				+	+										
8.4.1974						+									
24.4.1974				+											

Tabelle 9. Zeitlicher und örtlicher Nachweis von *Klebsiella*.
Zeitraum 20. 5. 1970–20. 5. 1974

Datum	Unsteriler Bereich						Reinraumbereich					Abluft		Zuluft	
	1	2	3	4	5	6	7	8	9	10	11	12	13	14	15
17.8.1970	+														
3.8.1972		+							+			+			
21.8.1972	+	+													
20.11.1972									+						
8.1.1973		+	+	+			+	+	+	+					
16.1.1973				+			+			+	+				
22.1.1973							+	+		+		+			
30.1.1973				+				+							
28.2.1973		+													
18.3.1973	+			+				+							
26.3.1973				+									+		
2.4.1973	+														
16.7.1973		+													+
23.7.1973	+			+				+							
12.11.1973										+					

Tabelle 10. Zeitlicher und örtlicher Nachweis von *Enterobacter aerogenes*.
Zeitraum 20. 5. 1970–20 5. 1974

Datum	Unsteriler Bereich						Reinraumbereich					Abluft		Zuluft	
	1	2	3	4	5	6	7	8	9	10	11	12	13	14	15
25. 2.1972						+									
19. 4.1972		+													
2. 5.1972		+		+			+								
23. 5.1972								+							
12. 6.1972	+			+			+								
22. 6.1972	+						+			+					
12. 7.1972	+		+								+	+	+		
2. 8.1972			+				+			+					
7. 8.1972									+						
14. 8.1972	+	+					+			+					
17. 8.1972									+						
21. 8.1972				+						+					
18. 9.1972	+														
7. 2.1973								+							
26. 3.1973	+														
17. 4.1973		+		+											
15. 5.1973			+					+	+	+	+				
21. 5.1973		+	+	+						+					
4. 6.1973	+														
11. 6.1973										+					
29. 8.1973				+											
9.10.1973										+					
16.10 1973										+	+				
22.11 1973	+									+					
5.12.1973					+						+				
12.12.1973							+								
18. 3.1974				+				+							
8. 5 1974								+							

Hauptanteil aerogener Keimverschleppung nachweisbar sein müßte, weil durch den normalen Partikelanfall praktisch ständig Staubablagerungen an der Filterdecke der Abluftfilter vorhanden sind. Wir dürfen also davon ausgehen, daß die gleichmäßige Kontaminierung im Reinraum wie im unsterilen Bereich des LF-Raumes Folge einer Kontaktinfektion durch den Patienten selbst oder das Personal ist. Auch die Analyse der Fundorte bestätigt dies. Im Fußbodenbereich sowohl des unsterilen als auch des sterilen Bereiches sind von den insgesamt 157 Abstrichen der hier zur Diskussion stehenden Problemkeime 83 an den verschiedenen Fußbodenstellen gefunden worden. Da darüber hinaus ein kontinuierlicher Keimbefall am gleichen Ort über längere Zeit nur in Ausnahmefällen bestand, wie die Tabellen ausweisen, kann somit auch gesagt werden, daß eine Verseuchung des Raumes durch Kontaktinfektion von außen weitgehend ausgeschlossen werden kann. Es konnte darüber hinaus festgestellt werden, daß in den Zeiträumen, in denen hintereinander am gleichen Ort dieselben Keime gefunden

Tabelle 11. Wundabstriche Normal- und LF-Patienten

	Normal-Patienten = 18 Verbrennung 30,0% (MW)		LF-Patienten = 18 Verbrennung 39,44% (WM)	
Gesamtzahl	299	100%	900	100%
Steril	124	41,47%	343	38,11%
Apathogen	16	5,35%	49	5,44%
Pathogen	159	53,18%	508	56,45%
Pathogene Keime Total	332	208,81%	730	143,70%

wurden, dies immer im Zusammenhang mit der Besiedlung der Wundflächen des jeweiligen Patienten stand.

Die Ergebnisse der Wundabstriche (Tab. 11) bei Normalpatienten und bei LF-Patienten weisen keinen meßbaren Unterschied auf. Die Analyse von je 18 LF-Patienten und 18 Normalpatienten, deren Wundabstriche untersucht wurden, zeigen zwar eine geringgradig höhere Zahl steriler Wundabstriche bei den Normalpatienten, aber dieser Unterschied ist zweifellos dadurch zu erklären, daß es sich bei den Normalpatienten vorwiegend um relativ leichtere Verbrennungen handelte; außerdem ist der Unterschied durch das ungleiche Zahlenmaterial (weit mehr Wundabstriche bei LF-Patienten) statistisch nicht relevant. Bemerkenswert ist jedoch die quantitative Auswertung der pathogenen Keime. Fast bei jedem Wundabstrich von Normalpatienten wurden zwei und mehr Keimarten gefunden, während dies bei den LF-Patienten nur selten der Fall war.

Es zeigte sich jedoch einmal mehr, daß eine Sterilhaltung von Verbrennungskranken auch unter LF-Bedingungen nicht möglich ist, da einmal die endogene Keimbesiedlung des Patienten nicht unterdrückt werden kann und auch die Kontaktinfektion von außen nicht vollständig vermeidbar ist. Dieses letztere Problem ist jedem chirurgisch tätigen Arzt geläufig und es wird sich wohl auch, gleichgültig unter welchen Bedingungen man versucht, steriles Arbeiten auf Dauer einzuführen, in einem Kliniksbetrieb nicht lösen lassen. Entscheidend für den Kliniker ist lediglich, ob die Kontaktinfektion gravierende Auswirkungen auf den gesamten Krankheitsverlauf hat.

Wir haben versucht, diese Fragen anhand des Temperaturverhaltens und des Leukocytenspiegels zu beantworten. Wie die Auswertung zeigt, liegen die Temperaturen bei den LF-Patienten deutlich höher als bei den Normalpatienten. Dies betrifft hauptsächlich die Temperaturen zwischen 38° C und 38,5° C. Zweifellos spricht dies für die Schwere der Erkrankung der LF-Patienten, vor allen Dingen, wenn man berücksichtigt, daß die Temperaturkrisen in den ersten Tagen Folge der massiven primären Intoxikation sind und damit Ausdruck der Schwere der Verbrennung. Die Leukocytenspiegel in beiden Gruppen zeigen dagegen keinen deutlichen Unterschied, d.h. trotz schwerwiegender Verbrennung und der damit in Zusammenhang stehenden höheren Temperaturen in der LF-Gruppe sind die Leukocytenwerte nicht höher als in der Normalgruppe. Dies weist darauf hin, daß die körpereigene Abwehr gegen Infektionserreger bei der LF-Gruppe nicht stärker in Anspruch genommen wurde, und das bedeutet, daß trotz höherer Verbrennungsoberfläche die bakterielle Invasion relativ geringer war. Dies geht auch daraus hervor, daß die Zahl der toxisch veränderten Leukocyten im Sinne toxischer Granulationen bei den LF-Patienten niedriger war als bei den Normalpatienten. Wir finden toxisch veränderte Granulocyten aber immer nur bei schweren Infektionen und bei einer sich anbahnenden Erschöpfung des körpereigenen Abwehrsystems [4, 70, 102, 134, 190].

In Übereinstimmung damit zeigten sich in der Tat gleichförmigere Krankheitsverläufe bei den LF-Patienten und nur relativ selten und kurzfristig ausgeprägt septische Krisen. Dieses Verhalten wird auch dokumentiert durch weitere Analysen des Immunabwehrsystems, wobei die Auswertung der Gammaglobulinwerte die Intaktheit des RES-Systems beweist und damit dokumentiert, daß die infektionsbedingten Krisen nicht mehr den Schweregrad haben, wie wir das in früheren Jahren gesetzmäßig bei schweren Verbrennungen beobachten konnten [98].

Zusammenfassend läßt sich feststellen, daß das LF-System für schwere Verbrennungserkrankungen auch über Monate uneingeschränkt eingesetzt werden kann, da die veränderten Umweltbedingungen, die das System mit sich bringt, keine zusätzliche Belastung für diese Kranken bedeutet. Es kann weiter festgehalten werden, daß eine bakterielle Invasion auf aerogenem Wege so gut wie ausgeschlossen ist und die vorhandene Kontaminierung, sei es durch Kontaktinfektion von außen oder infolge endogener Keimbesiedlung, nur noch selten jenes gravierende Ausmaß erreicht, welches eine permanente Infektion zur Folge hat, die das Schicksal des Patienten durch Erschöpfung der körpereigenen Abwehrkräfte letztlich besiegelt. Die verbesserte Abwehrsituation gestattet nunmehr in größerem Umfange die Frühtransplantation und begünstigt auch die Einheilung der Transplantate auf den sauberen Wundflächen. Damit dürfte ein entscheidender Vorteil in der Behandlung der schweren Verbrennungen gewonnen worden sein, der auch den Schwerverbrannten mit über 30–40% drittgradiger Verbrennungen eine reelle Überlebenschance bietet.

6.2. Laminar-Flow-Isolatoren für die Behandlung von Patienten mit verminderter Infektionsresistenz:

Tierversuche und klinische Anwendungen

D. van der Waaij[*], I. M. Vossen[**] und L. I. Dooren[**]

Einführung

In den Gebieten Organtransplantation, Krebsbehandlung und Immunmangelkrankheiten sowie bei ausgedehnten Verbrennungen sind in den letzten Jahren viele Fortschritte gemacht worden. Infolge primärer oder sekundärer Resistenzherabsetzung dieser Patienten ist die Behandlung häufig durch Infektionen, die

---
[*] Radio-biologisches Institut TNO, Rijswijk (Z. H.), Holland.
[**] Pädiatrische Abteilung, Universitätsklinik, Leiden/Holland.

durch aerobe gramnegative Bakterien verursacht werden, erschwert [77, 112]. Um in solchen Fällen infektiöse Komplikationen zu verhindern und eine optimale Behandlung, z.B. mit chemotherapeutischen (immunosuppressiven) Medikamenten zu gewährleisten, muß man die Bakterienflora des Patienten unter Kontrolle bringen. Dazu ist die Kenntnis der grundlegenden Mechanismen, die in der Kontrolle der Bakterienflora bei Mensch und Tier eine Rolle spielen, erforderlich.

1. Besiedelungsresistenz

Da die meisten Infektionen bei Individuen mit verminderter Resistenz ihren Ursprung im Verdauungstrakt haben, wurde nach Informationen über die Besiedelung des Magen-Darm-Traktes mit pathogenen und potentiell pathogenen (p.p.) Bakterien geforscht. Wenn eine bleibende Veränderung der p.p. intestinalen Bakterienflora unter herkömmlichen Bedingungen eingetreten ist, wäre den Patienten mit einer gestörten Abwehrkraft schon durch eine Schutzisolation geholfen. Die Isolation würde Kontaminationen von außen, die zu einer Besiedelung führen müßten, verhindern, während die p.p. Flora, die den Patienten am Anfang der Isolation befallen hatte, verschwinden würde. Die andere theoretisch mögliche Extremsituation bestände darin, daß ein Patient eine stabile endogene p.p. Bakterienflora praktisch ohne jede exogene Besiedelung hat. Unter diesen Umständen wäre eine Behandlung, die die endogenen, pathogenen und potentiell pathogenen Arten eliminiert, die beste.

Tierversuche, die hauptsächlich mit Mäusen durchgeführt wurden, haben gezeigt, daß ziemlich hohe Dosen (10^7 Bakterien oder mehr) von (p.p.) gramnegativen Stäbchen, wie *Pseudomonas aeruginosa, Escherichia coli, Klebsiella pneumoniae, Proteus mirabilis* und p.p. Kokken wie Enterokokken notwendig waren, um für zwei Wochen oder länger bei einer Gruppe von 20 Tieren ein 50%iges Angehen zu erreichen (Abb. 69). Diese Resistenz gegen eine Besiedelung des Verdauungstraktes, Besiedelungsresistenz genannt (B.R.), kann man als Logarithmus der peroralen Dosis, die zu einer mindestens zweiwöchigen Besiedelung in 50% der Tiere führt [159], oder als Konzentration des Kontaminates in den Faeces in den ersten vier Tagen nach der Kontamination ausdrücken [164].

Beim Menschen sind auch experimentelle Kontaminationen per os mit *E. coli* durchgeführt worden, um ihre zahlenmäßige Ausscheidung in den Faeces nachzuweisen [6, 39]. Die Zahl der aufgenommenen Organismen umfaßt 10^5 bis 10^8. Nur mit Dosen von 10^7 oder mehr wurden länger bestehende Besiedelungen (bis zu 304 Tagen) beobachtet.

Eine ähnliche Resistenz gegenüber einer Besiedelung wie bei gesunden Mäusen fand man bei Mäusen, bei denen die aerobe Art der intestinalen Bakterienflora konsequent entfernt wurde [159]. Eine Vernichtung der gesamten Intestinalflora mittels peroraler antibiotischer Behandlung mit nicht-resorbierbaren Antibiotica hat andererseits eine starke und rasche Minderung der Besiedelungsresistenz ergeben (B.R.) (Abb. 70). Unter diesen Umständen konnten schon sehr geringe Mengen (100 Zellen) von gegen die angegebenen Antibiotica resistenten Bakterien den Verdauungstrakt der Mäuse besiedeln [159]. Dieses Phänomen ist

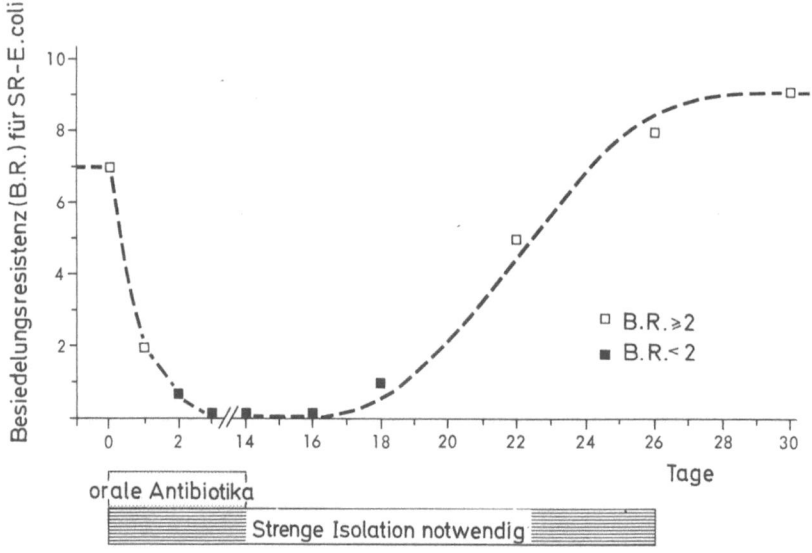

Abb. 69 Besiedelungsresistenz bei Mäusen gegen *E coli.* Zwanzig Mäuse pro Gruppe

auch bei Affen nachgewiesen worden [157]. Systematische antibiotische Behandlung verändert auch die B.R. des Verdauungstraktes bei Mäusen, jedoch in viel geringerem Umfang [160]. Die intestinale Besiedelung wird anscheinend von einer bisher noch nicht identifizierten anaeroben Bakterienart kontrolliert. Da die Hauptbestandteile der Faecesflora in Mäusen spitz zulaufende Stäbchen sind, die dem Genotyp *Clostridium* [180] zuzuordnen sind, könnten diese in der erwähnten Hinsicht eine Rolle spielen. Diese „die Besiedelung kontrollierenden Bakterienarten" üben ihren Einfluß nicht nur direkt durch „bakteriellen Antagonismus" [113, 119], sondern auch indirekt über die stimulierte enterale Peristaltik aus [1].

Auch subletale bzw. letale Ganzkörperbestrahlungen können die B.R. beeinflussen. Diese Verminderung der Resistenz ist jedoch keineswegs so stark wie die durch nicht-resorbierbare antibiotische Behandlung erzielte [165]. Potentiell pathogene Bakterien, die peroral antibiotisch behandelte Mäuse infizieren, zeigen ein anormales Besiedelungsmuster. Dieses wird bei solchen Tieren in deutlich vermehrten Konzentrationen überall im Verdauungstrakt gefunden [161]. Eine derart abnorme Besiedelung mit hohen Konzentrationen von p.p. Bakterien überall im Verdauungstrakt wird nicht nur bei den mit peroral verabfolgten, nicht-resorbierbaren, Antibiotica-behandelten Tieren gesehen, sondern auch bei Mäusen, die vier Tage bis zwei Wochen einer letalen Bestrahlung ausgesetzt waren [91, 107, 108, 167]. In beiden Fällen wird eine Ausbreitung zahlreicher p.p. Bakterienarten aus dem Darm in die mesenterialen Lymphknoten, die Milz und in die Leber beobachtet [72, 91]. Früher oder später führt diese Invasion der p.p. Arten bei letal bestrahlten Tieren zu einer tödlichen Infektion.

GORDON et al. [72] haben diesen Verlauf der bakteriellen Infektion bei bestrahlten Mäusen mit der Schädigung der intestinalen Mucosa, der Invasion des

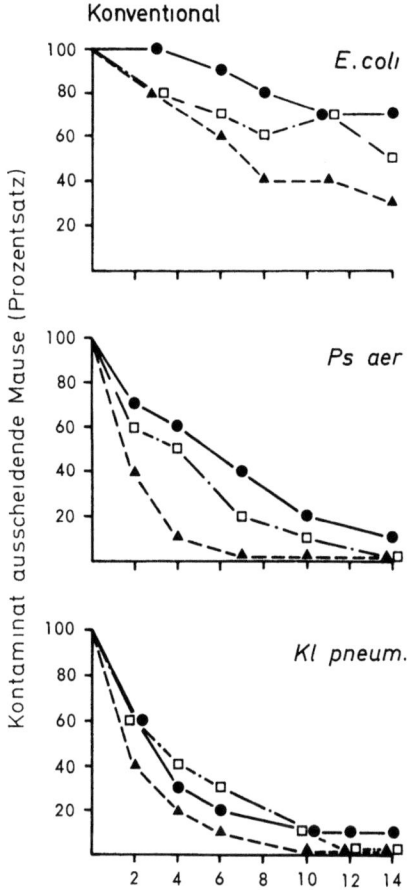

Abb 70 Prozentsatz der Mause, die *E.coli*, *Pseudomonas aerugnosa* und *Klebsiella pneumoniae* zu verschiedenen Intervallen nach oraler Kontamination ausscheiden Orale Dosis 10^9, 10^8, 10^5

submucósen Lymphgewebes und des RES ausgezeichnet beschrieben (Abb. 71). Unsere eigenen Befunde bestätigen zum größten Teil ihre Beobachtungen. Erst drei Tage nach 900 rad Ganzkörperbestrahlung, als die Zahl der zirkulierenden Leukocyten stark abgesunken und das submucöse Lymphgewebe atrophisch war, wurden Kulturen von mesenterialen Lymphknoten, Leber und Milz in steigender Zahl positiv. Die Unwirksamkeit der unmittelbaren Abwehr ab dem dritten Tage nach der Bestrahlung läßt die stärker pathogenen Mikroorganismen in die Blut- oder Lymphbahn eindringen, obwohl bis zu diesem Zeitpunkt die Schleimhautauskleidung des Darmes praktisch wieder vollständig hergestellt ist [171] Die positiven Milz- und Leberkulturen während zweier aufeinanderfolgender Tage lassen vermuten, daß diese Organe, und vermutlich andere Elemente des RES, immer noch in der Lage sind, das zirkulierende Blut von den eindringenden Bakterien zu reinigen. Die Erholung der intestinalen p.p. Bakterien nach dem siebten Tag ist ein Zeichen dafür, daß das RES (fixierte und freie Phagocyten) dann mittlerweile nicht mehr in der Lage ist, die Sterilität des Blutes zu erhalten.

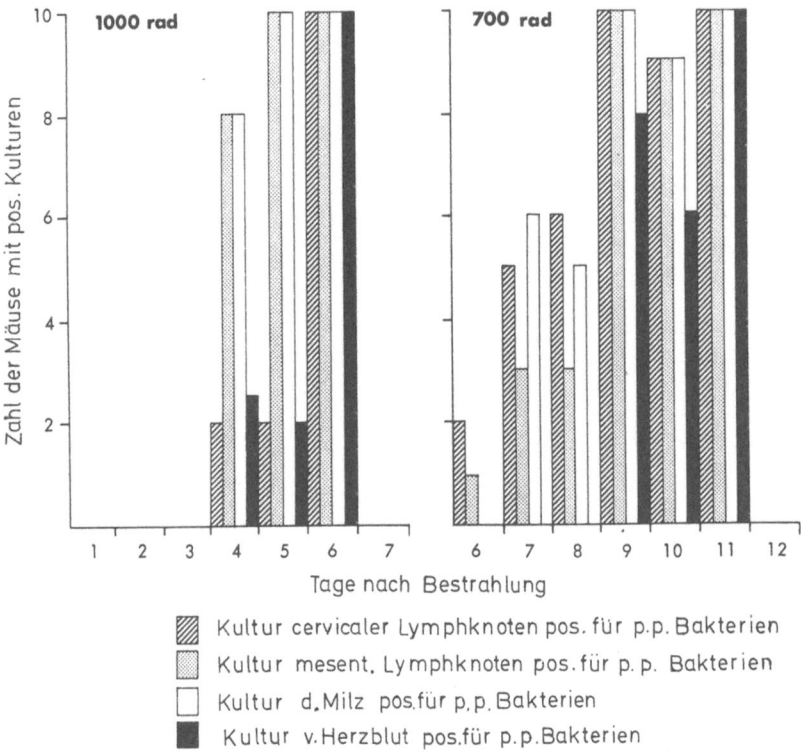

Abb. 71. Ausbreitung der p.p Bakterien nach letaler Ganzkorperbestrahlung in ND 2-Mausen

Man könnte eine Erklärung für die Vermehrung der enteralen p.p. Bakterien einige Tage nach letaler Bestrahlung in der Tatsache sehen, daß die IgA-Produktion und -Ausscheidung in das intestinale Lumen während der ersten paar Tage herabgesetzt ist. Durch Immunofluorescenz-Untersuchungen bei Mäusen wurde festgestellt, daß die Zahl der IgA-bedeckten Bakterien in den ersten vier Tagen nach 700 rad Ganzkörperbestrahlung in den Faeces auf ein niedriges Niveau absinkt (VAN DER WAAIJ, unveröffentlichte Daten).

Wir haben diese Untersuchung wiederholt, nachdem TOURVILLE et al. [156] gezeigt hatten, daß IgA eine Affinität zu Bakterien hat. Unsere Befunde bestätigen somit eine frühere Studie von BAZIN et al. [16]. Sie fanden nach Bestrahlung eine starke Herabsetzung der Zahl der IgA-produzierenden Zellen in der intestinalen Mucosa. Experimentelle Befunde von WILLIAMS und GIBBONS [185] sowie FRETER [64] haben gezeigt, daß antibakterielle, in den Verdauungstrakt ausgeschiedene Antikörper (intestinales IgA) die Bindung der Mikroorganismen an die orale und gastrointestinale Mucosa stören. Dies verändert ihre Fähigkeit, in die Mucosa einzudringen und macht sie empfindlicher gegen intestinale mechanische Reinigungsmechanismen. Diese Tatsachen erhärten die Vermutung, daß möglicherweise der Immunapparat in der bakteriologischen Besiedelung des Verdauungstraktes eine Rolle spielt.

BERG und SAVAGEM [18] haben über Befunde in Specific Pathogen Free (SPF)-Mäusen berichtet, die für die Theorie sprechen, daß zwischen der Pathogenität bestimmter Mikroorganismen für eine bestimmte Tierart und deren Fähigkeit das Darmlumen zu besiedeln, ein umgekehrtes Verhältnis besteht. Je niedriger die Pathogenität, um so geringer die Immunreaktion und um so besser die Chancen für ein Überleben dieser Mikroorganismen im Darmlumen. Eine weitere Bestätigung dieser Theorie resultiert aus der Arbeit von MICHAEL et al. [114], die eine umgekehrte Korrelation zwischen dem Antikörpertiter im menschlichen Colostrum zu einigen *E. coli*-Serotypen und der Zahl der Coliformen im Stuhlgang brustgenährter Säuglinge gefunden haben.

Zusammengefaßt können folgende Schlüsse gezogen werden:

1. Es scheint ein umgekehrtes Verhältnis zwischen der B.R. des Verdauungstraktes und der Konzentration der p.p. Bakterien, die den Verdauungstrakt besiedeln, zu bestehen. Eine Herabsetzung der B.R. infolge letaler Bestrahlung benötigt einige Tage; eine raschere und stärkere Herabsetzung der B.R. besteht nach oraler Behandlung mit nicht-resorbierbaren Antibiotica. Im ersten Falle einer Verminderung der Besiedelung könnte eine verminderte IgA-Ausscheidung eine Rolle spielen, die zweite wird durch die Vernichtung anaerober Bakterien verursacht.

2. Wenn eine antibiotische Behandlung mit Herabsetzung der B.R. während einer verminderten Infektionsresistenz durchgeführt wird, ist eine Schutzisolierung viel ernster in Betracht zu ziehen, als wenn keine antibiotische Behandlung stattgefunden hat. Unter den Bedingungen einer erniedrigten B.R. muß mit einer letalen Infektion gerechnet werden, die sehr schnell verläuft, wenn der Betroffene von einer mäßig pathogenen Bakterienart befallen wird. Solche Kontaminationen sind besonders in einer Umgebung zu erwarten, in der antibiotisch resistente p.p. Bakterien vorhanden sind. Eine orale Kontamination mit einer kleinen Zahl resistenter Bakterien wird bei einem mit Antibiotica behandelten Patienten eine Besiedelung hervorrufen, während eine viel größere Menge nötig ist, eine Besiedelung bei Tieren herbeizuführen, die mit einer schützenden anaeroben Bakterienflora ausgestattet sind.

2. Biotypische Klassifizierung der verschiedenen Entero bacteriaceae-Arten

Affen und Menschen scheinen auch eine B.R. des Verdauungstraktes zu haben, die wie bei Mäusen durch die Anwesenheit gewisser anaerober Bakterien zustande kommt. Kenntnisse über B.R.-Grade bei gesunden Menschen, bei Krankenhauspatienten mit einer normalen Abwehrkraft und bei Patienten mit verminderter Infektionsresistenz sind wichtig für das Verständnis der Notwendigkeit einer Schutzisolierung der letzteren Gruppe.

Experimentelle Kontamination von Patienten mit einer verminderten Abwehrkraft mit p.p. Mikroorganismen ist offensichtlich gefährlich und nicht zulässig. Es wurde daher nach anderen Methoden gesucht. Da viele Arten von Enterobacteriaceae einer Gruppe von Bakterien angehören, die bei Patienten mit verminderter Abwehrkraft Infektionen verursachen, und da gramnegative Stäbchen immer in der normalen Krankenhausumgebung vorhanden sind [54, 61, 112, 142], hat man versucht, diese Arten zu klassifizieren. Eine biotypische Klassifizie-

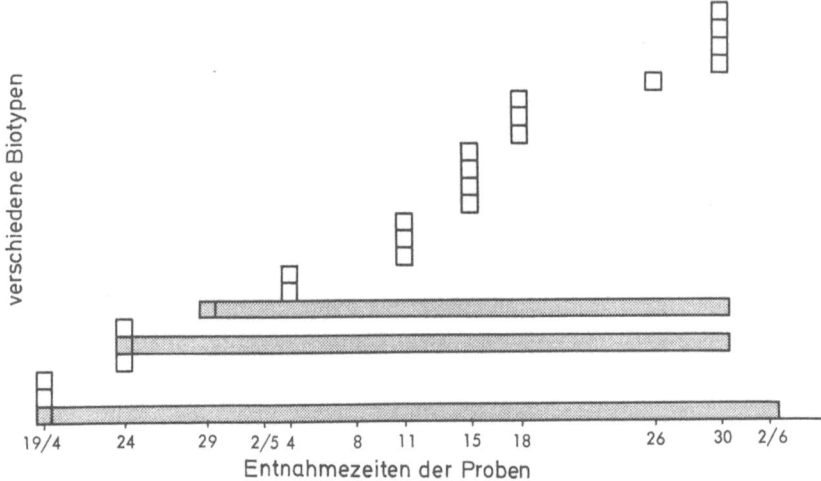

Abb. 72. *Enterobacteriaceae*-Biotypen, von den Faeces eines Gesunden isoliert. Faecesproben wurden 2mal wöchentlich fur 6 Wochen gesammelt. ☐ Vor Kontamination; ☐ Kontamination unter 7 Tage; ☐ Kolonisation langer als 7 Tage

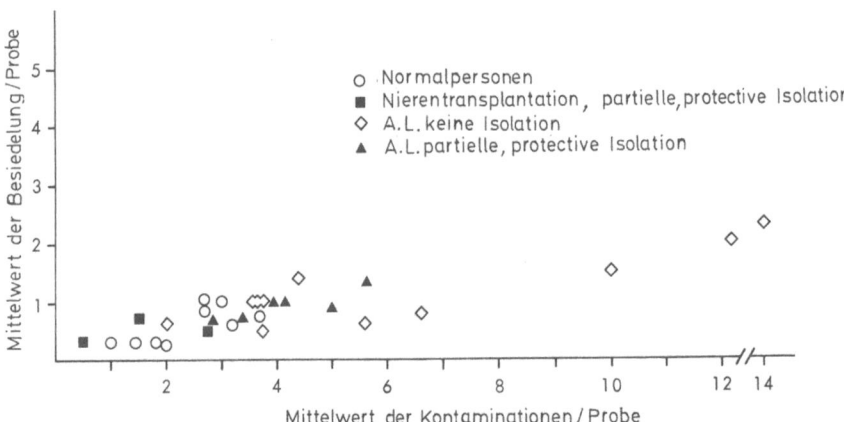

Abb. 73 Kontamination-Besiedelungs-Verhaltnis von *Enterobacteriaceae*-Arten bei Gesunden und bei Patienten mit verminderter Infektionsresistenz. Die Patienten wurden unter offenen stationaren Bedingungen oder in Einzelbettzimmern untergebracht

rung von Enterobacteriaceae-Arten in regelmäßigen Abständen nach Isolierung aus den Faeces derselben Patienten könnten Informationen über die B.R. des Gastrointestinaltraktes dieser Patienten geben. Bei gleichen Umgebungsfaktoren im Krankenhaus erlauben Untersuchungen über die B.R. bei Patienten mit verminderter B.R. und solchen mit einer normalen B.R. Paralleluntersuchungen, da beide Patientengruppen der gleichen Kontamination durch die Umgebung ausgesetzt sind. Da die serotypische Klassifizierung die Zahl der klassifizierbaren Kolonien per Probe sowie die Zahl der klassifizierbaren Enterobacteriaceae-Arten begrenzt, ist die biotypische Klassifizierung angewandt worden [160].

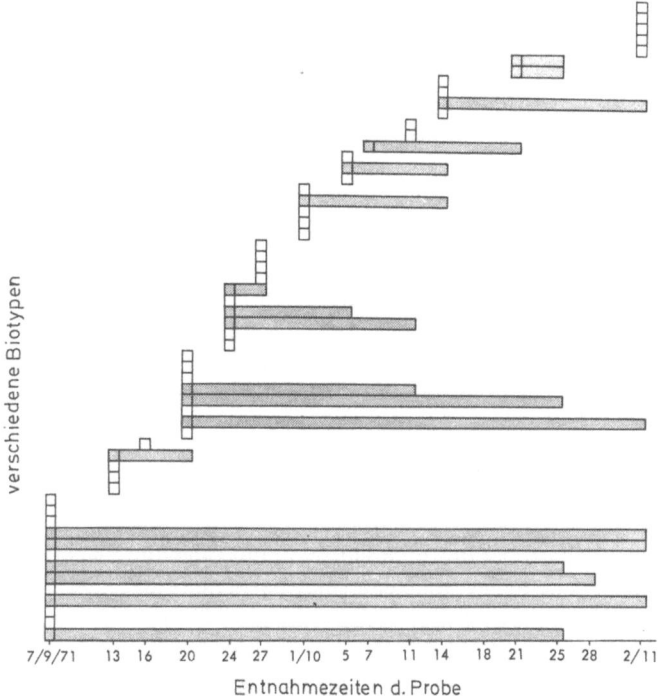

Abb. 74. *Enterobacteriaceae*-Biotypen von den Faeces eines AML-Patienten unter offenen stationären Bedingungen Faecesproben wurden 2mal wöchentlich für 8 Wochen gesammelt
□ Kontamination; □ Kontamination unter 7 Tage, □ Besiedelung länger als 7 Tage

Die biotypische Klassifizierung ist eine Methode, bei der die Reinkulturen isolierter Enterobacteriaceae-Stämme einer Standardreihe von 19 verschiedenen biochemischen Tests ausgesetzt werden. Jeder Bakterientyp reagiert mit einem artspezifischen Muster. Mit dieser relativ einfachen Methode war es möglich, eine genügende Zahl Kolonien per Probe zu klassifizieren, um ein mehr oder weniger „komplettes Inventar" der Enterobacteriaceae-Population in jeder Probe zu ermöglichen. Während dieser Untersuchung, die bei Gesunden wie auch bei Nierentransplantations-Patienten und bei Kranken mit einer akuten myeloischen Leukämie durchgeführt wurde, stellte sich heraus, daß die Enterobacteriaceae-Population bei Gesunden allgemein recht stabil ist (Abb. 72). Wenn Biotypen von Kotproben während eines Zeitraums von weniger als einer Woche abgesondert wurden, so sind sie als nicht „angegangen" zu betrachten und daher als Kontaminationen zu bezeichnen. Biotypen, die in aufeinanderfolgenden Proben des gleichen Patienten während eines Zeitraumes von länger als einer Woche abgesondert wurden, können als „besiedelt" betrachtet werden. Durch Auswertung des Mittelwertes der „Besiedelung" in Beziehung zum Mittelwert der „Kontamination" von beiden Patientengruppen und in der Kontrollgruppe während einer Betrachtungsperiode von 3–6 Wochen (Abb. 73), können Informationen über die B.R. gewonnen werden. Wie aus Abb. 74 ersichtlich, wurden wesentlich mehr

Kontaminationen und Besiedelungen bei den Leukämiepatienten gefunden als in der Kontrollgruppe, ein Beweis für eine verminderte B.R. Die Werte von den Nierentransplantations-Patienten lagen zwischen diesen beiden Extremen.

Diese Informationen weisen allgemein darauf hin, daß Patienten, die mit einer hohen Dosis immunosuppressiver Mittel behandelt werden, anscheinend „eine Schutzisolation" benötigen. Nur bei ausreichender Isolation kann man das Risiko ausschließen, daß sie von Bakterien befallen werden, die eine Infektion während des Krankenhausaufenthaltes verursachen könnten. Jede gewöhnliche Besiedelung mit p.p. Mikroorganismen während des Krankenhausaufenthaltes könnte ein potentielles Infektionsrisiko für diese Patienten sein, wie in dem oben beschriebenen Modell gezeigt wurde. Über derartige Kontaminationen durch Krankenhausernährung mit p.p. Arten wie *E. coli* und *Ps. aeruginosa* wurde in letzter Zeit berichtet [29, 40, 115, 143–145 147].

3. Laminar-Flow-Isolatoren für Patienten

Ein L.F.-Isolator ist eine Anlage, bei der eine ganze Wand oder die Decke aus HEPA-Filtern besteht (HEPA bedeutet "high efficiency particulate air"). Die gefilterte Luft enthält nach Passage dieser Filter nicht mehr als 3500 Partikel/m^3 bis 0,5 µm. Hinter einem Vorfilter wird die Luft des Krankenhauszimmers von starken Ventilatoren durch diese Filter geblasen, die über die ganze Oberfläche eine gleichmäßige Beaufschlagung haben. Ein genau berechneter Druck wird benutzt, damit die entstehende, wenig turbulente Luftströmung den Isolator mit einer Geschwindigkeit von 0,45±0,1 m/sec passiert. Die Luft verläßt den Isolator durch die offen gegenüberliegende Seite. Eine einfache Rechnung zeigt, daß auch in einer Umgebung mit einer anormal hohen Bakterienzahl in der Luft ein Filter von 60×60 cm nur 10 Bakterien in 24 Std durchläßt. Durch einen ausreichenden Vorfilter wird diese Zahl weiter auf 10 Bakterien in 100 Tagen [158] reduziert. Überdies vermindert eine Rezirkulation ganz eindeutig die Zahl der Mikroorganismen im Raum unmittelbar um den Isolator. Die Luft, die in den Isolator einströmt, ist praktisch „steril". Sie ist zwar mit der Bakterienflora des Patienten durchsetzt, aber sie fließt sofort stromabwärts. Das Krankenhauspersonal kann den Patienten kaum durch Bakterienverschleppungen in Gefahr bringen, solange es abwärts des Strömungsisolators bleibt. Um jedes Risiko der Kontamination im Isolatorraum auszuschalten (z.B. durch Bodenverschmutzung, Turbulenzerzeugung usw.), darf das Personal ihn unter keinen Umständen betreten. Bei jedem direkten Kontakt mit dem Patienten sind natürlich sterilisierte Handschuhe und Kleidung sowie steriles Arbeiten erforderlich. Andere Gegenstände sowie die Nahrung müssen ebenfalls sterilisiert sein.

Zum Zweck der Aufzucht keimfreier Mäuse haben sich Isolatorsysteme als sehr wirksam erwiesen [158]. Es war sogar möglich, keimfreie Mäuse zusammen mit normalen Mäusen in einem Raum zu halten, ohne Kreuzinfektionen zu verursachen.

In der Universitätsklinik Leiden werden zwei verschiedene Arten von Isolatoren benutzt: einer für die Isolierung von Säuglingen und einer für ältere Kinder und Erwachsene [93, 163]. Ein wesentliches Charakteristikum dieser Anlagen ist,

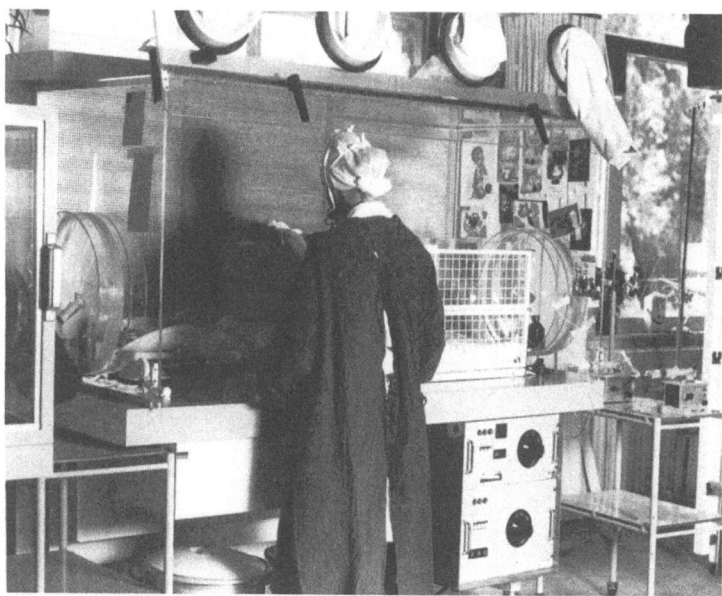

Abb. 75 Laminar „cross-flow"-Isolator für Kleinkinder

daß der Isolatorraum nicht vom Personal betreten werden darf, und daß er in zwei Abteilungen aufgeteilt wird, die separat sterilisiert werden können. Nur unter diesen Umständen kann man die Bakterienflora erfolgreich unter Kontrolle halten, wie nachher besprochen wird. Mit keimfreien Tieren wurden ferner beide Isolatoren im Labor gründlich getestet.

Der Isolator für Säuglinge (Abb. 75) besteht aus einer großen, in der Industrie verwendeten „Reinen Werkbank" (Cleen-Bench). Vorne ist die aufklappbare Platte aus Plexiglas mit Handschuhen ausgestattet, wobei nur eine schmale Luftauslaßöffnung bleibt. Diese Platte ermöglicht, daß die Krankenpflege zum größten Teil ohne besondere Vorsichtsmaßnahmen durchgeführt werden kann, und daß eine Reduzierung der Luftdurchströmungsrate stattfindet. Man sollte nebenbei erwähnen, daß bei einer Strömungsgeschwindigkeit von $0,45 \pm 0,1$ m/sec keine ungünstigen Auswirkungen auf den Wärme- und Wasserhaushalt der Kinder nachzuweisen waren [93].

Der Isolator ist natürlich mit den nötigen Kontroll- und Alarmvorrichtungen ausgerüstet. Die „Reine Werkbank" ist mit einem geschlossenen Plexiglas-Transportisolator verbunden, in dem sterile Materialien aufbewahrt werden, womit man das Kind transportieren kann und der auch als zweite Abteilung während eines Dekontaminationsprozesses dient. Der Isolator für ältere Kinder und Erwachsene (Abb. 76) ist von uns anderenorts kurz beschrieben worden [163].

Für die Unterbringung dieser Isolatoren sind keine besonderen architektonischen Einrichtungen notwendig. Eine Einrichtung für sterilisiertes Wasser zum Baden könnte sehr nützlich für den Dekontaminationsprozeß sein. Zweckmäßig, aber im allgemeinen nicht notwendig, ist eine Klimaanlage für diesen Raum. Die Isolatoren können in den meisten Krankenhauszimmern aufgestellt werden.

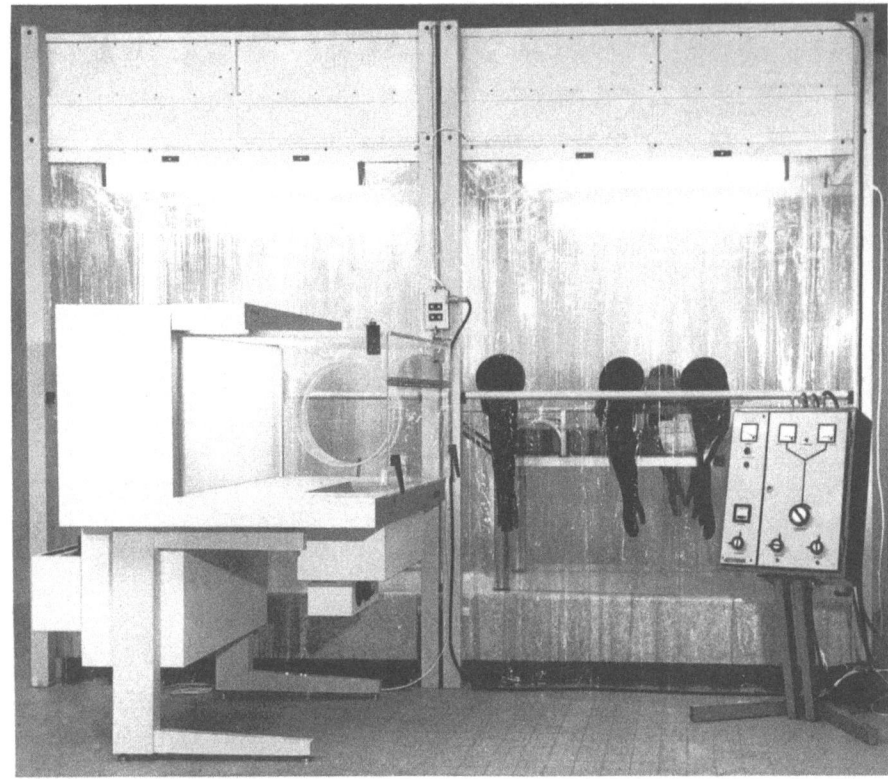

Abb 76 Laminar-„down-flow"-Isolator für ältere Kinder und Erwachsene

4. Installation und Ausstattung des Isolators

Die eingebauten Filter des Isolators sind vom Hersteller vorgetestet. Nach dem Einbau des Isolators in der Klinik müssen die Filter jedoch noch einmal getestet werden, da die Möglichkeit besteht, daß sie während des Transports beschädigt worden sind. Zur Überprüfung, ob die Luft innerhalb des Isolators den Ansprüchen genügt sowie zur systematischen Untersuchung der Filterwand nach einem möglichen Leck verwenden wir einen Partikelzähler. Die Untersuchungen werden mit Hilfe eines Aerosols von Dioctylphthalat (DOP)-Partikeln [152] abgeschlossen.

Sobald nachgewiesen ist, daß die Filterwand den Ansprüchen genügt, kann der Isolator für die Pflege der Patienten ausgerüstet werden. Für einen Säugling bedeutet das: ein extra angefertigtes Spezialbett mit Matratze, während für ein älteres Kind oder einen Erwachsenen ein Bett mit Matratze, Stuhl, Toilette und Bad vorgesehen sind. Alle Materialien sollten resistent sein gegen den Angriff der 2%igen Peracetatsäurelösung, die zur Sterilisation gebraucht wird; dies sind z.B. solche Materialien wie rostfreier Stahl, Aluminium, Kunststoffe usw. Die Matratze wird sterilisiert und mit einer Plastikhülle hermetisch abgedichtet.

Danach werden die Ventilatoren in Gang gesetzt, das Innere des Isolators und sein Inhalt werden sehr gründlich mit Wasser und Seife gescheuert, mit Wasser abgespült und getrocknet. Wenn der Isolator 24 Std in Betrieb war, kann er von innen sterilisiert werden, um Staubpartikel, die vielleicht auf den Filtern lagen, zu entfernen. Dies geschieht durch Einnebeln mit einer Lösung aus 2%iger Peracetatsäure und 0,1%igem Sodiumalkylarylsulphonat mittels eines Verneblers, der von einer Pumpe mit komprimierter Luft bedient wird. Der Peracetatsäurespray, auf diese Weise in den Isolator gesprüht, wird entweder abgeleitet oder durch einen chemisch neutralisierenden Soda-Kalk-Filter, der ein einfaches Auspuffsystem besitzt, das sich besonders für diesen Zweck eignet, entfernt. Unter diesen Umständen braucht das zuständige Personal keine Maske zu tragen, die als Schutz einen Extraluftvorrat hat. Ein Auspuffsystem ist notwendig, wenn sämtliche Isolatoren zusammen in einem Raum sind, denn sie saugen gegenseitig die Peracetatsäurelösung auf. Es ist hier nicht notwendig, die Methode des Vernebelns ausführlicher zu beschreiben.

Um festzustellen, ob der Isolator wirklich einen absoluten Schutz gegen exogene Infektionen bietet, kann man für einige Wochen keimfreie Tiere hineingeben. Während dieser Zeit kann man den Filter beliebig einem bakteriologischen Aerosol aussetzen; außerdem sollten die pflegerischen Methoden geübt werden.

5. *Krankenpflege und Belehrung des Patienten in einem Isolator*

Alle Gegenstände, die für die Krankenpflege, Untersuchung und Behandlung des Patienten benutzt werden, müssen vor Gebrauch sterilisiert und mit aseptischen Methoden in den Isolator eingeführt werden. Der Einfachheit halber können — für die Pflege von Patienten in jedem Alter — vollständige Verpackungslisten vorbereitet werden. Alle Gegenstände sind doppelt verpackt und sterilisiert. Die Gegenstände, die man nicht im Autoklaven sterilisieren kann, werden in Plastik verpackt und mit Äthylenoxid sterilisiert. Ferner werden, soweit wie möglich, Einmalmaterialien verwendet, die mit γ-Bestrahlung sterilisiert worden sind. Nach Möglichkeit werden Gegenstände, die funktionsgemäß eine Einheit bilden, zusammengepackt: frische Bettwäsche, Kleidungsstücke für den Patienten, Besteck, Materialien für eine hämatologische Untersuchung usw. Zahlreiche andere Gegenstände werden separat eingepackt; dazu gehören z.B. eine Saugflasche, ein EKG-Verbindungskabel, Spielzeuge und Thermometer.

Um einen Gegenstand in den Isolator einzuführen, wird die Verpackung in der Luftströmung vor dem Isolator von einer Krankenschwester (in einen sterilen Mantel gekleidet und mit sterilen Handschuhen versehen) gelöst und der Gegenstand in den Isolator hineingegeben. Zu jeder Arbeit innerhalb des Isolators, bei der die eingebauten Handschuhe nicht verwendet werden können, muß die Krankenschwester sterile Kleidung mit Haube und Maske anziehen. Flaschen und andere Behälter mit sterilisiertem Inhalt (Kindernahrung, Pudding, Wasser) werden außerhalb des Isolators sterilisiert, indem sie 20 min lang in eine Plastikhülle gelegt werden, in der eine 2%ige Peracetatsäurelösung vernebelt wird. Diese Tüte wird in der Luftströmung vor dem Isolator geöffnet. Wie schon erwähnt, kann der Plexiglas-Transportisolator, der mit dem Isolator für Säuglinge verbunden ist, als Lager für die einzuführenden Materialien verwendet werden.

Es ist selbstverständlich, daß der Arzt auch während der Untersuchung und Behandlung steril gekleidet sein muß und er steril arbeiten soll. Alles, was den Patienten mit der Welt draußen verbindet (Infusionsschläuche, EKG-Kabel usw.), wird unter sterilen Vorsichtsmaßnahmen hineingebracht, am Patienten angeschlossen und dann durch das Vorderteil des Isolators herausgeleitet. Für diesen letzten Zweck wird es vielleicht auch möglich sein, spezielle Öffnungen oder Kontaktstellen in der Seitenwand anzubringen. In diesem Fall aber muß man darauf achten, daß dadurch keine übermäßige Luftturbulenz entsteht.

Es ist noch nicht möglich, genau festzulegen, wie viele Krankenschwestern für die Isolation von Patienten in verschiedenen Altersklassen mit Krankheiten verschiedener Schwere gebraucht werden, und ob Isolatoren separat, zusammen in einem speziellen Raum oder auf der Station untergebracht werden sollen. Wenn ein Isolator in einem separaten Raum steht, soll eine Krankenschwester für 24 Std pro Tag anwesend sein, der die Hilfe von einer zweiten Krankenschwester über mehrere Stunden täglich zur Verfügung steht. Durch zweckmäßige Organisation und Zusammenstellung von sämtlichen Isolatoren in einem Raum kann man die Zahl der Krankenschwestern auf ein Minimum reduzieren.

Gutausgebildete Krankenschwestern können innerhalb von wenigen Tagen lernen, einen Patienten in einem Isolator adäquat zu pflegen. Trotzdem muß ein Arzt, der in gnotobiotischer Technik ausgebildet ist, mit der Überwachung beauftragt werden. Besonders wenn die Isolatoren in einer separaten Isolierstation stehen, besteht die Gefahr, daß die Krankenschwester sich mit der Zeit mit dem Patienten isoliert fühlt und damit beginnt, sich mit dem schwerkranken und leidenden Patienten zu identifizieren. Einerseits sollte sie genügend psychische Kraft besitzen, um mit dieser Situation fertig zu werden, andererseits soll die Isolierstation so in die Kliniksorganisation integriert sein, daß ihr Personal mit anderen Patienten leicht in Kontakt kommt und mit dem Personal außerhalb der Isolierstation in bezug auf die Arbeit augetauscht werden kann. Dies bedeutet, daß ein wesentlicher Teil des Klinikpersonals für diese Arbeit ausgebildet werden muß. Die Auswahl des Personals auf Grund von Ergebnissen mit bakteriologischen Kulturen ist bei diesen Isolatoren nicht erforderlich.

Die Zubereitung von steriler Nahrung bringt besondere Probleme mit sich. Zutaten wie steriles Wasser, Milch und Pudding sind auf dem Markt. Kindernahrung wird nach der Zubereitung im Autoklaven sterilisiert. Dabei entsteht die Frage, ob dies vielleicht eine ungünstige Wirkung in bezug auf die Zusammensetzung der Nahrung hat. Sämtliche Zutaten können in einem Schnellkocher sterilisiert werden. Abkühlen und Öffnen müssen wiederum in der sterilen Luftströmung des Isolators vorgenommen werden. Weitere Methoden für die Zubereitung steriler Nahrung können hier nicht beschrieben werden. Es ist klar, daß der Diätberater ein wichtiges Mitglied der therapeutischen Gruppe ist, weil Nahrung nicht nur steril sein, sondern auch an das Alter des Patienten und die Schwere seiner Krankheit angepaßt werden muß, um eine ausreichende Nahrungsaufnahme sicherzustellen. Man sollte sich merken, daß auch alle verabreichten Medikamente steril sein müssen. Dies bezieht sich auf die Vitamine, die man zusätzlich geben muß, um jene zu ersetzen, die während der Sterilisation verloren gegangen sind.

Es ist dringend notwendig, der Belehrung von Patienten und ihren Angehörigen besondere Aufmerksamkeit zu widmen. Eine optimale Methode, mit den emotionalen Bedürfnissen von Kindern und Erwachsenen in verschiedenen Altersstufen unter diesen Bedingungen fertig zu werden, wurde noch nicht gefunden. Es scheint wohl möglich, daß der Patient, besonders der pädiatrische, wiederholten Kontakt mit einem Menschen braucht, der nicht direkt in der klinischen Behandlung mitarbeitet, und der Zeit für ihn hat. Die Familie des Patienten kann in dieser Hinsicht sehr viel leisten. Es ist festgestellt worden, daß während der Isolation Erwachsener in Plastikisolatoren die Unfähigkeit, enge Verwandte zu berühren und von ihnen berührt zu werden, als ein schwerer Nachteil seitens der Patienten empfunden worden ist [81]. Natürlich sollte auch den Familienmitgliedern Unterstützung und Anleitung nach ausreichender Instruktion gegeben werden. Wenn aus irgendwelchem Grunde zu erwarten ist, daß die Familie mit der Situation der Isolation ihres Kindes oder Verwandten nicht fertig werden könnte, muß man sich darüber im klaren sein, daß dies eine mögliche Kontraindikation darstellt. In bezug auf den psychologischen Zustand des Patienten scheint es relativ wenige Kontraindikationen gegen eine Isolation zu geben: z.B. bei geistiger Unterentwicklung, organischen Gehirnläsionen und psychiatrischen Krankheiten. Für die Organisation, Überwachung und sinngemäße Durchführung der Anleitung des Patienten und seiner Verwandten sollte ein Psychologe unter den Mitarbeitern sein. Ein Physiotherapeut schließlich kann durch passive und aktive Bewegungstherapie einen wichtigen Beitrag zur Pflege und Anleitung leisten, solange der Zustand des Patienten dies erlaubt.

6. Antibiotische Dekontamination und Kontrolle der Bakterienflora

Obwohl ein Patient mit verminderter Infektionsresistenz mit der bisher beschriebenen Methode vor einer exogenen Infektion völlig geschützt werden kann, besteht noch ein ernsthaftes Risiko einer Infektion durch Mikroorganismen der endogenen Bakterienflora, vor allem des Darmtraktes [149, 168]. Insbesondere sollten alle pathogenen oder p.p. Mikroorganismen mit Hilfe von nicht-resorbierbaren Antibiotica entfernt werden. Damit kann man natürlich erst dann anfangen, wenn Infektionen in Erscheinung treten. Die Kombination und Dosierung von Antibiotica und Antimykotika ist auf Grund einer klaren mikrobiologischen Untersuchung der Faeces und mit Hilfe eines speziellen Empfindlichkeitstests festzulegen [157].

Der Patient wird täglich mit einem Desinfektionsmittel gewaschen, und die Bettwäsche wird jeden Tag erneuert. In regelmäßigen Abständen wird der Patient in die zweite Abteilung des Isolators verlegt, damit die erste sterilisiert werden kann und umgekehrt. Diese Maßnahmen werden getroffen, um eine Kontamination des Patienten durch Mikroorganismen zu vermeiden, die er selbst in seiner unmittelbaren Umgebung verbreitet hat. In dieser Weise kann man die endogene Bakterienflora des Patienten innerhalb weniger Tage stark reduzieren oder sogar völlig beseitigen. Dies ist aber fast nicht möglich, wenn Haut- und/oder Schleimhautläsionen oder kariöse Zähne vorhanden sind. Aus diesem Grund sollte, wenn

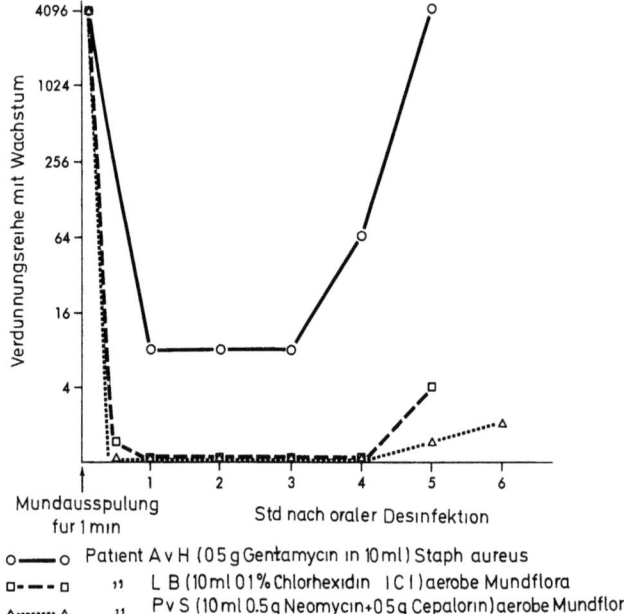

Abb. 77. Konzentration aerober Bakterien nach oraler antibiotischer oder Chlorhexidine-Behandlung nach Mundausspulung von drei Patienten

nötig, eine zahnärztliche Behandlung vorausgehen. Während der Dekontamination wird die Besiedelungsresistenz auf Null herabgesetzt, wobei die Isolation absolut sicher sein sollte [160]. Das bedeutet, daß sowohl die oben beschriebene Anlage wie die Organisation tadellos sein müssen. Nur wenn neuentwickelte, orale Antibiotica angewendet werden, gegen die bis jetzt keine Resistenz unter den p.p. Bakterien im Krankenhaus nachgewiesen ist, kann man eine relativ „lockere Isolation" zulassen. Dies mag die Erklärung dafür sein, warum in sämtlichen Zentren in den Vereinigten Staaten leukämische Patienten mit einer Kombination von Gentamycin, Vancomycin und Nystatin erfolgreich dekontaminiert worden sind [24, 25, 123]. Die ersten beiden Antibiotica waren „neu", so daß „resistente" Stämme kaum isoliert wurden.

Eine weitere Voraussetzung für die antibiotische Dekontamination des Magen-Darm-Traktes ist die, daß die Nierenfunktion des Patienten — regelmäßig untersucht — für die Ausscheidung der Antibiotica ausreicht. Außerdem muß noch überprüft werden, ob die oral verabfolgten Antibiotica zu toxischen Serumkonzentrationen führen. Eine gefährliche Situation kann entstehen, wenn Antibiotica der Oligosaccharidgruppe (Neomycin-Gruppe) eingeatmet werden; es kann zu einem neuromuskulären Block und darauf hin zu einem Atemstillstand kommen [189]. Schwierigkeiten können auch durch Übelkeit und Erbrechen entstehen, manchmal so schwerwiegend, daß eine Dekontamination unmöglich ist. Über das Ausmaß der Störung der normalen intestinalen Funktion, die durch dieses Vorgehen ausgelöst wird, ist immer noch zu wenig bekannt [170]. In Anbetracht dieser Tatsache ist ein ausreichender Vitaminersatz notwendig, da das

Ausmaß der Zerstörung von Vitaminen bei der Sterilisation der Nahrung noch unbekannt ist. Die Zusammensetzung der bisher gegebenen Vitaminmischung beruht auf in Tierversuchen gewonnenen Erfahrungen [187].

Eine bessere Maßnahme zur Vermeidung von Infektionen, die durch endogene Bakterien verursacht werden, wäre eine Behandlung, die die p.p. Arten selektiv eliminiert und die anaeroben und damit die B.R. unverändert läßt. Medikamente, die dies bei Versuchstieren und im Menschen ermöglichen, sind beschrieben worden [44, 165]. Leider ist im allgemeinen keines der beiden Medikamente ("nalidixic acid" und "sulfamethoxazole-trimethropin") gegen *Pseudomonas aeruginosa* wirksam. Eine weitere Suche nach Medikamenten, die man für die selektive Dekontamination anwenden kann, ist deshalb notwendig. Die ideale Medikation und Kombination sollte ein sehr breites Spektrum umfassen und Hefepilze und Fungi einschließen. Die Dekontamination der Mund-Rachen-Höhle verlangt besondere Aufmerksamkeit. Ein zu kurzer Kontakt zwischen den Antibiotica (die als Suspension gegeben werden) und der Mundflora oder zu große Abstände zwischen den Dosierungen haben in vielen Fällen zu Mißerfolgen geführt. Abbildung 77 zeigt die quantitativen Ergebnisse von Kulturen bei 3 Patienten. Ein Patient hatte die Suspension sofort heruntergeschluckt, so daß die Expositionszeit zu kurz war und die Mundflora nur gehemmt wurde. Sie kam wieder zum Vorschein, bevor die nächste Dosis verabreicht wurde.

7. Die Wirksamkeit des Isolationssystems

Sofort nach Beginn der Isolation sollte eine ausführliche bakteriologische, mykologische und virologische Bestandsaufnahme der Bakterienflora des Patienten durchgeführt werden. Diese kann in kurzen Abständen während des ganzen Zeitraums der Isolation wiederholt werden, um die Wirksamkeit der absoluten Isolierung zu überwachen, denn es dürfen keine neuen Mikroorganismen zu der Bakterienflora des Patienten hinzukommen. Die anfänglich vorgenommene Bestandsaufnahme zeigt auch, ob eine antibiotische Dekontamination und wenn ja, die Kontrolle der Mikroflora erforderlich ist.

Die Bestandsaufnahme besteht in einer Untersuchung dreier aufeinanderfolgender Faeces- und Urinproben und dreier Ohren-, Nasen- und Rachenabstriche (besser: Mundspülungen, Abstriche vom Praeputium und der Vagina sowie der Haut der Achsel- und Leistengegend). Alle Hautläsionen und Infektionsherde müssen aufgesucht werden. Mit aeroben und anaeroben Kulturmethoden werden alle pathogenen und potentiell pathogenen Bakterien, Fungi und Hefepilze von diesen Orten entnommen und identifiziert. In dieser Hinsicht werden die Richtlinien der American Gnotobiotics Association [101] berücksichtigt. Während des ganzen Zeitraums der Isolation wird dieses Vorgehen zwei- oder dreimal in der Woche wiederholt. Die anfangs vorgenommene Bestandsaufnahme schließt auch eine umfassende virologische Untersuchung ein, bei der geeignete Methoden angewendet werden. Diese wird, wenn nötig, wiederholt, wenn der Patient Krankheitssymptome zeigt.

Diese Darstellung zeigt, daß eine mikrobiologische Kontrolle, insbesondere wenn es um mehrere Patienten geht, sehr viel Arbeit erfordert. Man braucht ein gut ausgerüstetes Labor, mehrere ganztags beschäftigte Technische Assistenten, einen interessierten Bakteriologen (noch besser wäre ein spezialisierter „Gnotobiologe") und einen Virologen. Der in gnotobiotischen Methoden ausgebildete Arzt, der mit der Leitung der Isolation beauftragt ist, sollte mit diesen Spezialisten eng zusammenarbeiten.

8. Ausschleusung aus dem Isolator nach Dekontamination

Die Ausschleusung eines dekontaminierten Patienten wird nicht nur durchgeführt, wenn sein Abwehrapparat genügend wiederhergestellt ist, sondern manchmal auch schon, wenn sich die Abwehrkraft noch nicht voll normalisiert hat. Eine Ursache kann darin liegen, daß der Patient die Antibiotica wegen Übelkeit nicht mehr verträgt oder wegen zu großer Mineralverluste, wie dies bei Kindern berichtet wurde [169]. In diesen Fällen ist eine Rekontamination mit einer apathogenen, anaeroben Bakterienflora scheinbar am vorteilhaftesten, vorausgesetzt, daß sie aus den Arten besteht, die für die B.R. in Frage kommt. Dazu werden Faecesproben von gesunden Freiwilligen, Bakterienfloraspendern, die vorher bakteriologisch untersucht wurden, verwendet. Jede Probe wird in flüssigem Stickstoff aufbewahrt, um weitere virologische und parasitologische Studien zu ermöglichen, wenn eine bakteriologisch gute Probe gefunden worden war. Eine Probe, J.F. bezeichnet, war für Hefepilze, Fungi, Streptokokken und Staphylokokken sowie für gramnegative Mikroorganismen, außer $E.\ coli$, negativ. Die Faecesprobe wurde zur Kontamination von keimfreien Mäusen benutzt, mit dem Resultat, daß viele anaerobe Arten den Darm besiedelten. $E.\ coli$ wurden von den Faeces der Tiere während der ersten Wochen nach der Kontamination zurückgewonnen; danach nahm die Konzentration ab, wobei zuletzt $E.\ coli$ bei allen Mäusen in der vierten Woche nicht mehr ausgeschieden wurde. Zu dieser Zeit hatten die Mäuse auch kein vergrößertes Caecum mehr, was ein weiterer Beweis dafür war, daß die Arten, die die B.R. hervorriefen, eine Wirkung hinterlassen hatten. Zwanzig von diesen J.F.-besiedelten Mäusen sowie eine keimfreie Kontrollgruppe der gleichen Anzahl wurden letal bestrahlt. Die durchschnittliche Überlebenszeit war in beiden Gruppen gleich und die Blutkulturen von allen Tieren waren steril. Als nachgewiesen war, daß die J.F.-Flora frei von pathogenen und p.p. Bakterien war und virologische sowie parasitologische Untersuchungen negativ ausfielen, wurde die in den Mäusen erhaltene Flora benutzt, um keimfrei gemachte Patienten wieder mit dieser Bakterienflora zu kontaminieren [169].

KORTHALS ALTES und VAN DER WAAIJ kontaminierten einen Patienten, der sechs Wochen lang keimfrei gehalten worden war. Die J.F.-Flora wurde an drei aufeinanderfolgenden Tagen gegeben, zwei Tage nach dem Abschluß der oralen Antibioticatherapie. Während der Rekontamination blieb der Patient noch eine Woche im Isolator. Tägliche Analysen der Flora, auch nach Aufgabe der Isolation, zeigten, daß der Patient eine normale B.R. aufwies (Abb. 78).

DIETRICH et al. [50] brachten stufenweise zwei Kinder nach einer langanhaltenden Dekontamination in ihren normalen Status zurück. Der Zusammensetzung der Bakterienflora, die diese Autoren benutzten, lagen denen aus Literaturdaten zu Grunde [74, 150]. Sie bestand aus Arten von herabgesetzter Pathogeni-

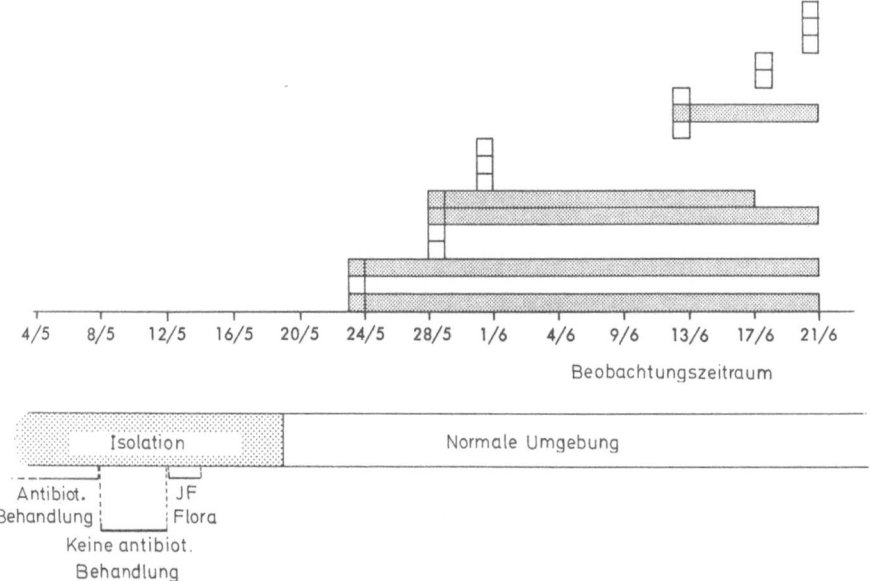

Abb. 78. Ergebnisse der biotypischen Klassifizierung von *Enterobacteriaceae*-Arten des Patienten L.B. nach Kontamination mit J F -Flora 9 Tage später normale Unterbringung. Der Patient wurde vorher dekontaminiert und in dem gleichen Isolator untergebracht, in dem die Rekontamination stattfand

tät und p.p. Bakterien. Zuerst wurde eine Mischung von Bakterioiden, Bifidobakterien, *Bacillus macerans*, *Bacillus polymyxa* und *E. coli* gegeben. Zwei Wochen später wurden *Streptococcus faecalis*, *Staphylococcus epidermis* und *Enterobacteriaceae* verabreicht. Obwohl in diesem Fall keine ungünstigen Wirkungen gesehen wurden, scheint es doch nicht die ideale Flora für die Repopulation vorher dekontaminierter Patienten zu sein.

Eine Spenderflora sollte ausschließlich aus niedrigen, oder, wenn möglich, nicht-pathogenen Mikroorganismen bestehen [170], da die Flora oft Patienten mit einer sehr niedrigen oder nur allmählich sich erholenden Abwehrkapazität gegeben wird. Aerobe Arten, wie *E. coli*, *Enterobacteriaceae*, *Streptococcus faecalis* und *Staphylococcus albus* sollten, wenn möglich, in einer Standardmikroflora zur Normalisierung der Besiedelung nicht gegeben werden. Nur in den Fällen, bei denen die Abwehrkraft in ausreichendem Maße wiederhergestellt ist, wie den zwei von Dietrich [50] beschriebenen Patienten, kann die Kontamination des Patienten mit p.p. Mikroorganismen erlaubt sein. In einem solchen Falle konnte der Patient mit seiner eigenen Darmflora, die während der Dekontaminationsperiode in flüssigem Stickstoff aufbewahrt worden ist, normalisiert werden.

9. Klinische Ergebnisse

In der geburtshilflichen Abteilung des Leidener Krankenhauses wurden sechs Neugeborene, die vermutlich an einem Immundefekt litten, mittels Kaiserschnitt entbunden, sofort in einen Isolator gebracht und unter keimfreien Bedingungen mehrere Wochen gepflegt. Diese Kinder wurden in dieser Zeit ohne Unterbrechung der Sterilität aufgezogen. Psychomotorische und immunologische Entwicklung verliefen unter diesen Bedingungen normal. Sobald feststand, daß die Säuglinge nicht mehr unter einem Immundefekt litten, wurde eine kontrollierte Bakterienflora verabreicht, und zwei Wochen später erfolgte die Entlassung. Auch Säuglinge mit einem schweren „kombinierten Immunmangel", die durch Knochenmarktransplantationen behandelt wurden, konnten mit Erfolg isoliert und keimfrei gemacht werden. Ältere Kinder, die eine Knochenmarktransplantation erhalten hatten [168] und jüngere Patienten, die an akuter Leukämie litten [162], wurden ebenfalls diesem Verfahren unterzogen. Bei der Behandlung dieser Patienten erwies sich die Isolator-Behandlung als adäquater Schutz gegen exogene Infektionen, vorausgesetzt natürlich, daß alle oben beschriebenen Bedingungen erfüllt wurden.

LEVINE et al. [104] beschrieben eine Gruppe von 88 an akuter und lymphatischer Leukämie leidenden Patienten, die alle der gleichen Therapie unterzogen wurde und die zur Probe in drei verschiedene Gruppen eingeteilt wurden. Gruppe 1 erhielt nicht-resorbierbare Antibiotica per os und wurde unter den Bedingungen des Isolationsschutzes gehalten. Gruppe 2 erhielt nur orale Antibiotica und Gruppe 3, die Kontrollgruppe, wurde unter stationären Bedingungen behandelt und weder vor exogenen noch endogenen Infektionen geschützt. Die Patienten hatten eine sehr niedrige Abwehrkapazität und kamen „unter Beobachtung", wenn mehr als 5% bösartige Zellen im Knochenmarkspunktat vorhanden waren und die periphere Granulocytenzahl auf 750 Zellen/mm^3 abfiel. Der Effekt antibiotischer Prophylaxe per os auf die Magen-Darm-Flora war sehr positiv, insbesondere bei den Patienten der Gruppe 1; man hatte aber größere Schwierigkeiten bei der Dekontamination von Mund und Mund-Rachen-Höhle. Die Wirkung einer präventiven bakteriologischen Behandlung, wie bei Gruppe 1, auf die Anzahl der Infektionen während der „Remissionseinleitungstherapie" war ermutigend. In der Zeit, in der die Granulocytenzahl weniger als 100/mm^3 betrug, litten die Patienten der Gruppe 1 in 2% der Zeit an schweren Infektionen, Patienten der Gruppe 2 in 30%, Patienten der Gruppe 3 in 40%. Die Wirkung der vorbeugenden Therapie und die Zahl leukämischer Remissionen waren nicht von Bedeutung; nur die kurze Überlebenszeit war in Gruppe 1 ausgesprochen besser. Ähnliche Ergebnisse sind auch von LEVI et al. [103] berichtet worden.

BODEY et al. [22] haben isolierte und dekontaminierte Patienten mit einem intensiveren, chemotherapeutischen Programm als die üblichen Kontrollgruppen behandelt, ohne einen wesentlichen Unterschied in der Remissionsrate zwischen geschützten und ungeschützten Patienten festzustellen.

Eine ähnliche Studie ist in Europa in vollem Gange. In der Gnotobiotic Project Group, einer Untergruppe der European Organization for Research on Treatment of Cancer (EORTC), ist 1972 eine prospektive Studie bei leukämischen Patienten begonnen worden [56]. Ein wichtiger Beitrag zu dieser Studie liegt darin, daß Faeces- und orale Abstriche von allen Patienten (stichprobenweise eingeteilt in Isolation, Isolation und antibiotische Dekontamination oder keine Isolation) entnommen und zu einer Zentrale geschickt werden, wo sie biotypisch klassifiziert werden. Man hofft, daß durch eine adäquate Isolation dieser leukämischen Patienten die durchschnittliche Zahl der Kontaminationen und so auch die Zahl der Fremd-Besiedelungen optimal bis zum Null-Wert reduziert wird. Außerdem ist zu hoffen, daß keine Besiedelung mehr mit Krankenhausbakterien bei den Patienten vorkommen werden, die unter offenen, stationären Bedingungen behandelt werden. Da augenblicklich 5 verschiedene Zentren, die alle verschiedene Isolationsschemata anwenden, an dieser Studie beteiligt sind, besteht die Hoffnung, daß diese gemeinsamen Bemühungen neue Informationen uber die Wirksamkeit der verschiedenen Isolationssysteme erbringen werden.

7. Begriffe der Reinraumtechnik

H.-J. Strauss

Abrieb: Spezielle Form der Partikelemission, die auf das mechanische Abtragen von Material bei reibender Bewegung zurückgeht.

Abriebfestigkeit: In der Reinraumtechnik unbedingt erforderliche Eigenschaft von Oberflächen der verwendeten Baumaterialie, Geräten und Inventare.

Abscheidegrad: Gravimetrisch ermitteltes Verhältnis der im Luftfilter abgeschiedenen Masse des ASHRAE-Staubes zu der, die dem Filter zugeführt wird.

Aerosol: In Luft verteilte, fein dispergierte, feste oder flüssige Materie (Luftkolloid).

Aerosol-Photometer: Gerät zum Feststellen von Aerosolkonzentrationen auf der Basis von Streulichtmessungen; eine Absolutmessung ist nicht möglich; jedoch ist bei einem in bezug auf die Korngrößenverteilung konstanten Aerosol ein Rückschluß von der Intensität des Streulichts auf die Massenkonzentration des Aerosols durch Kalibrieren möglich.

Antistatische Ausrüstung: Ausrüsten der Oberflächen bzw. der Materialien so, daß eine schwache elektrische Leitfähigkeit entstehende statische Auflagerungen abfließen läßt.

Anströmgeschwindigkeit: Luftgeschwindigkeit, mit der die HOSCH-Filterelemente senkrecht angeströmt werden. Wegen der unvermeidbaren Flächenverluste im allgemeinen etwas höher als die Geschwindigkeit der turbulenzarmen Verdrängungsströmung.

Archimedes-Zahl: Dimensionslose Kennzahl, gebildet aus dem Verhältnis der Trägheitskraft zu Auftriebskräften infolge entstehender Temperaturunterschiede; sie ist somit ein Maß für die Stabilität der turbulenzarmen Verdrängungsströmung (Cave: Wegen fehlender turbulenter Durchmischung ist die Archimedes-Zahl auf das Raumvolumen zu beschränken, in dem die Wärmequelle lokalisiert ist; darauf ist die in die Zahl eingehende Wärmelast zu beziehen).

ASHRAE*-Test: Luftfilter-Prüfverfahren nach ASHRAE 52–68 (USA), bei dem der Prüfling abwechselnd mit ASHRAE-Staub, einem aus Gesteinsmehl, Ruß und Baumwoll-Linters gemischten Staub, zur Bestimmung des gravimetrischen Abscheidegrades und mit natürlichem Luftaerosol zur Bestimmung des Wirkungsgrades durch die verfärbende Wirkung der Aerosolteilchen beaufschlagt wird.

* ASHRAE: American Society of Heating, Refrigation, and Airconditioning Engineers.

Aufnahmerahmenkonstruktion: Rahmenwerk aus winkligen Profilen, in die die HOSCH-Filter eingesetzt und mit den zur Aufnahmerahmenkonstruktion gehörenden Anpreßvorrichtungen gleichmäßig dicht in die Filtersitze gepreßt werden.

Behaglichkeit: Aus den Zustandswerten und physischen sowie psychischen Faktoren resultierender Bereich von Temperatur und Feuchte sowie Luftgeschwindigkeit, innerhalb dessen ein „Normalmensch" keine unbehaglichen Erscheinungen (Kälte, Hitze, Zug) wahrnimmt.

Contamination control: Angelsächsischer terminus technicus für Reinraumtechnik (wird auch für Abluftreinigung gebraucht).

Cross-Flow: Angelsächsischer terminus technicus für Querstrom.

Dichtheit: Der Zustand in dem
a) alle HOSCH-Filterelemente luftdicht in der Aufnahmerahmenkonstruktion sitzen und
b) alle in die Filterwand bzw. die Filterdecke eingebauten HOSCH-Filterelemente keine Lecks haben.

Dichtheitsprüfung: Übertragung des Lecktests auf die Filterwand bzw. die Filterdecke.

Dichtung: Auf dem HOSCH-Filterelement aufgebrachtes dauerelastisches Teil, das sich auf den Filtersitz legt und nach dem Anpressen des Filterelements eine luftdichte Verbindung zwischen Filterelement und Aufnahmerahmenkonstruktion bewirkt.

DOP-Test: Nach Mil. Std. 282 (USA): Prüfmethode zum Prüfen von Schwebstoff-Luftfiltern (Stückprüfung) mit Hilfe eines thermisch erzeugten DOP-(Dioctylphthalat-)Nebels mit nahezu einheitlichem Partikeldurchmesser von 0,3 µm. Die Bestimmung der Aerosolkonzentration vor und hinter dem Prüfling geschieht mit Aerosol-Photometern.

Down-Flow: Angelsächsischer terminus technicus für Vertikalstrom.

Druckdifferenz: Differenz der statischen Drücke vor und hinter einem Filter. Die Druckdifferenz ist — bei konstanter Anströmgeschwindigkeit — ein Maß für die Staubbeladung (auch Filtersättigung).

Durchlaßgrad: Wird im allgemeinen statt Abscheide-, Wirkungs- oder Entstaubungsgrad bei Schwebstoff-Luftfiltern gebraucht. Der Durchlaßgrad D (in %) ist gegeben durch die Differenz 100 minus Abscheidegrad (bzw. Wirkungs- oder Entstaubungsgrad). Es ist immer an Hand der Testmethode zu prüfen, ob der Durchlaßgrad massenbezogen (Sodium-Flame-Test), streulichtbezogen (DOP-Test) oder teilchenzahlbezogen (Methoden unter Benutzung von Teilchenzählern) ist.

Enddruckdifferenz: Maximale, für ein Filter in einer Anlage zulässige Druckdifferenz, die in der Mehrzahl der Fälle von der Anlage und ihrem Ventilator gegeben wird. Die maximale Filterdruckdifferenz (die Grenze für Staubdurchbruch oder mechanische Beschädigungen liegt — oft weit — höher).

Erstluft: Die Luft, die nach ihrem Austritt aus einem HOSCH-Filter noch nicht mit einer Kontaminationsquelle oder mit dem von ihr ausgehenden Kontaminationskörper in Berührung gekommen ist.

Feuchte: Gehalt der Luft an Wasserdampf in Gramm pro Kilogramm trockene Luft. Andere Angaben: Relative Feuchte in %, Taupunkt oder psychrometrische Differenz, die mit einem feuchten Thermofühler gegenüber einem trockenen ermittelt wird.

Filter: Vorrichtung zum Entfernen von Verunreinigungen aus Fluiden.

Filterwand (Filterdecke): In der LF-Reinraumtechnik werden die HOSCH-Filter zu Filterwänden (für Querstrom) bzw. zu Filterdecken (für Fallstrom) so in einer Aufnahmerahmenkonstruktion zusammengefaßt, daß die gesamte Fläche der Wand bzw. der Decke bis zu den anschließenden die Strömung führenden Begrenzungen von HOSCH-Filtern (nahezu) lückenlos ausgefüllt ist.

Glove-Box: Dichter Kasten mit Sichtscheiben und dicht angebrachten Plastik-Handschuhen zum Durchführen von Arbeiten an hochtoxischem oder hochinfektiösem Material (Isolatortechnik), ggf. mit Luftumwälzung und Filterung der umgewälzten Luft (auch für Schutzgasarbeiten).

Grenzschicht: Übergangsschicht von der Strömung zu einer ruhenden Oberfläche, in der die Strömungsgeschwindigkeit auf Null absinkt. Eine Strömungsablösung beginnt mit Instabilitäten in der Grenzschicht.

HEPA-Filter: Angelsächsischer terminus technicus für HOSCH-Filter (hier: Durchlaßgrad kleiner 0,01% nach DOP-Test).

Horizontalstrom: Die turbulenzarme Verdrängungsströmung wird waagerecht geführt.

HOSCH-Filter: Schwebstoff-Luftfilter, das im kritischen Abscheidebereich (etwa 0,2 bis 0,5 µm) einen Durchlaßgrad unter 0,01% hat.

Hygiene im Reinen Raum: Alle Körperpflegemaßnahmen zur Verringerung der menschlichen Partikelemission, die Auswahl zweckmäßiger Reinraumkleidung und die Maßnahmen des Reinigens und Verpackens dieser Kleidung sowie das Schaffen eines den Anforderungen entsprechenden Raumklimas im Reinen Raum.

Klimaanlagen für Reine Räume: Die von ihnen aufbereitete Luft dient dem Einstellen der gewünschten Temperatur bzw. der gewünschten Feuchte der Luft in der Zirkulationsströmung eines LF-Reinraumsystems.

Kontaminationskörper: Von HORTIG [85] geprägter Ausdruck für das Gebiet, in dem unter Berücksichtigung des Quertransports Partikel zu erwarten sind. Der Kontaminationskörper wird zwar von der Kontaminationsquelle ausgehend größer, seine „Reinheit" nimmt aber wegen der Abnahme der Partikelkonzentration zu und die Frage ob und in welcher Entfernung von einer Kontaminationsquelle ein weiterer „Reiner Arbeitsplatz" eingerichtet werden kann, ist von den entsprechenden Anforderungen abhängig. Wesentlich ist, daß diese sich ausbildenden Kontaminationskörper überschaubar bleiben und die Reinen Arbeitsplätze daher so angeordnet werden können, daß ihre gegenseitige Beeinflussung gering gehalten werden kann.

Laminar Air Flow: Angelsächsischer terminus technicus für turbulenzarme Verdrängungsströmung, die nicht laminar im strengen Sinne ist (auch: unidirectional air flow oder uniform air flow).

Leck: Stelle im HOSCH-Filterelement, an der der Aerosoldurchlaßgrad den der Umgebung wesentlich überschreitet. Oft wird eine Stelle in einem Filterelement dann als Leck, das nicht mehr toleriert werden kann, angesehen, wenn dort der lokale Durchlaßgrad gegenüber einem kalt erzeugten DOP-Nebel (oder auch Paraffinölnebel) größer als 0,01% ist.

Lecktest: Untersuchung des Filterelements auf Lecks mit Hilfe eines kalt erzeugten DOP-Nebels (oder auch Paraffinölnebels) und eines Aerosolphotometer. Eine Leckbestimmung kann auch mit dem Partikelzähler durchgeführt werden (Cave: Genügend hohe Nebelkonzentration auf der Zuströmseite ist Voraussetzung).

LF-Clean-Room-Technologie: Angelsächsischer terminus technicus für LF-Reinraumtechnik.

LF-Reinraumtechnik: Reinraumtechnik, bei der die Raumluft in Form einer turbulenzarmen Verdrängungsströmung geführt wird.

Lichtstreuung: Licht, das auf ein Partikel fällt, wird in Abhängigkeit von Partikeldurchmesser (und physikalischen Parametern des Partikels) aus der Einfallrichtung abgelenkt (Tyndall-Effekt). Die Winkelverteilung und Intensität des gestreuten Lichtes hängen von verschiedenen Parametern des Partikels, unter anderem von seiner Größe, ab (das Streulicht, das eine Vielzahl von Molekülen — kleinste Partikel! — z.B. von einfallendem Sonnenlicht erzeugt, ist das Himmelblau; die langwelligen roten Spektralanteile des Sonnenlichts werden weniger stark gestreut: Morgen- und Abendrot).

Luftduschen: Vorrichtung zum Abblasen der Reinen Kleidung vor dem Betreten des Reinen Raumes. Ihre Wirkung ist umstritten.

Luftfilter: Vorrichtung zum Entfernen luftgetragener Verunreinigungen aus strömender Luft.

Luftzustand: Durch Temperatur, Feuchte und Druck wird der Luftzustand im allgemeinen gekennzeichnet; oft werden diese Werte um den der Luftgeschwindigkeit erweitert.

Materialdurchreiche: Schleusenartig ausgeführter, kastenförmiger Wanddurchbruch eines Reinen Raumes zum Ein- oder Ausbringen von Material, Werkzeug, Instrumenten usw.; im Regelfall mit zwei gegeneinander verriegelten Türen und — falls erforderlich — mit Luftdurchspülung.

Partikel: Teilchen festen oder flüssigen Aggregatzustands beliebiger Art, Dichte und Form. In der Reinraumtechnik ist der Begriff „Partikel" auf die begrenzt, deren Durchmesser gleich oder größer 0,5 μm ist.

Partikelbewegung: Die auf ein Partikel einwirkenden Kräfte verursachen eine Partikelbewegung, die nicht mit derjenigen der Luftströmung übereinstimmen muß. Abweichungen können herrühren von Restturbulenzen (Quertransport), Wirbelströmungen, Sedimentation unter dem Einfluß der Schwere des Partikels, Coulomb'sche Kräfte bei elektrisch geladenen Partikeln in elektrischen Feldern.

Partikeldurchmesser: Als Partikeldurchmesser wird ein äquivalenter Durchmesser definiert. In der Reinraumtechnik ist dies der Durchmesser eines Polystyrolkügelchens, das die gleiche Streulichtintensität erzeugt wie das Partikel. Andere Äquivalenzdurchmesser: Durchmesser des Kreises, der die gleiche Fläche wie die Projektion des Partikels hat (bei mikroskopischer Betrachtung!) oder Durchmesser der Kugel, die die gleiche Fallgeschwindigkeit wie das Partikel besitzt (Stokes-Durchmesser; Stokes-Geschwindigkeit). Der Partikeldurchmesser wird in Mikrometern (μm) = 10^{-6} m = 10^{-3} mm (früher auch Mikron) angegeben.

Partikelemission: Unvermeidbare Abgabe von Partikeln bei beliebigen Tätigkeiten.

Partikelkonzentration: Die Konzentration aller luftgetragenen Partikel in der Volumeneinheit Raumluft, d.h. im Kubikmeter (auch im Liter oder im Kubikfuß = 28,3 l).

Partikelzähler: Gerät zum Nachweis einzelner Partikel, die frei fliegen, ein Meßvolumen durchqueren und dort einen Teil des sie beleuchtenden Lichts streuen. Die Intensität des Streulichts ist ein Maß für den Partikeldurchmesser. Das Kalibrieren erfolgt mit den kugelförmigen Teilchen einer Polystyrol-Latex, die ihrerseits mikroskopisch vermessen werden. Mit elektronischen Maßnahmen (Diskriminator mit verschiedenen Ansprechschwellen und diesen Ansprechschwellen zugeordneten Zählern) lassen die Partikelzähler eine Bewertung der Partikelkonzentration als Summenhäufigkeit in Abhängigkeit vom Partikeldurchmesser zu.

Quertransport: Die Restturbulenz der turbulenzarmen Verdrängungsströmung hat eine Partikelausbreitung quer zur Strömungsrichtung zur Folge. Nach Messungen von HORTIG liegt der Ausbreitungswinkel bei 15° bis 20°. Dies spricht für eine Quertransportgeschwindigkeit von um 10 cm/s bei einer Strömungsgeschwindigkeit von um 30 cm/s.

Reiner Arbeitsplatz: Ein in seiner Reinheit durch besondere Maßnahmen kontrollierter Arbeitsbereich, an dem Arbeiten mit Produkten oder an Objekten durchgeführt werden, die durch Umgebungseinflüsse geschädigt werden oder die die Umgebung schädigen können.

Reiner Raum: Ein in seiner Reinheit durch besondere Maßnahmen kontrollierter Arbeitsbereich, in dem ein oder mehrere Reine Arbeitsplätze so vorhanden sind, daß die an diesen Reinen Arbeitsplätzen beschäftigten Personen in ihm plaziert sind (auch: Reine Arbeitskabine).

Reine Werkbank: Im allgemeinen ein, in Sonderfällen auch mehrere Reine Arbeitsplätze, die so angeordnet sind, daß die an ihm bzw. an ihnen beschäftigte

Person außerhalb des in seiner Reinheit kontrollierten Arbeitsbereiches plaziert ist.

Reinheit: Die Reinheit ist das Freisein von beliebigen Verunreinigungen; quantitativ wird sie durch den Reinheitsgrad beschrieben. Die absolute Reinheit ist ein Grenzwert, dem man sich in der Praxis nur nähern kann, ohne ihn zu erreichen. Wie weit dieses Annähern erfolgen kann oder erfolgen muß, hangt von den jeweiligen Umständen ab, wobei der Aufwand mit steigenden Anforderungen an die Reinheit überproportional steigt. In der Reinraumtechnik im allgemeinen auf Aerosol bezogen.

Reinheitsgrad: Quantitative Angabe über die Reinheit; in der Reinraumtechnik im allgemeinen gemessen an der Partikelkonzentration (in Sonderfällen auch Anzahl der Partikel auf Oberflächen).

Reinheitsgrad der Raumluft: Partikelkonzentration, im allgemeinen Zahl der Partikel mit einem Partikeldurchmesser von 0,5 µm und größer je Kubikmeter Raumluft (auch je Liter oder je Kubikfuß — 28,3 l — Raumluft).

Reinheitsklasse: Durch Abstufung des Reinheitsgrades entstehende Klassierung. Die Reinheitsklasse dient im allgemeinen zur Kennzeichnung der Anforderungen an die Raumluft oder zum Nachweis des Einhaltens dieser Anforderungen. Sie sind nach VDI 2083 festgelegt durch die Anzahl der Partikel mit Partikeldurchmessern 1 µm und größer, wobei die die Reinraumklasse kennzeichnende Grenzkurve für die Summenhäufigkeit der Partikel in Abhängigkeit vom Partikeldurchmesser einer Junge-Verteilung entspricht und gleich der Steigung der Grenzkurven der Reinheitsklassen des Federal Standard 209 der USA ist. Im praktischen Gebrauch stimmen folgende korrespondierenden Klassen überein

VDI 2083	Fed. Std. 209
3	100
4	—
5	10 000
6	100 000

Reinraumtechnik: Die Technik, Fertigungsschritte, Produktionsstufen oder andere gegenüber Verunreinigungen empfindliche Tätigkeiten unter den Bedingungen besonderer äußerer Reinheit durchzuführen.

Reynold-Zahl: Verhältnis von Trägheitskraft zu Reibungs-(Zähigkeits-)kräften. Bei kleinen Reynoldschen Zahlen ist eine Strömung laminar. Oberhalb einer kritischen Reynold-Zahl (z. B. im zylindrischen Rohr $Re > 2230$) bildet sich nach einem Einlaufvorgang ein turbulentes Strömungsprofil aus.

Sedimentation: Bewegung des Partikels im Schwerefeld der Erde. Zwischen etwa 100 µm und etwa 1 µm gilt das Stokes-Gesetz, nachdem sich eine konstante Sedimentationsgeschwindigkeit einstellt, die der Dichte des Partikel-Materials und dem Quadrat des Stokes-Durchmessers des Partikels proportional ist. Ein Partikel mit einem Stokes-Durchmesser von 10 µm und einer Dichte entsprechend der des Wassers sedimentiert mit 3 mm/s, eines mit 1 µm mit 30 µm/s.

Schleusen: Zugänge zu in bezug auf ihre Reinheit kontrollierten Bereichen, in den z. B. durch gegeneinander verriegelte Türen unterschiedliche Druckniveaus, die ein Überströmen von verunreinigter Luft in den kontrollierten Bereich verhindern, aufrecht erhalten werden. Oft dienen derartige Schleusen gleichzeitig als Umkleideraum und sind daher mit Kleiderablagen für unreine Kleidung, einem Vorrat für reine Kleidung, Wascheinrichtungen und ggf. Luftduschen versehen.

Schwebstoff-Luftfilter: Luftfilter zum Abscheiden sehr fein (kolloidal) dispergierter luftgetragener Schwebstoffe.

Sodium-Flame-Test nach Brit. Std. 3921: Prüfmethode zum Prüfen von Schwebstoff-Luftfiltern (Stückprüfung) mit Hilfe eines aus verdüster Natriumchloridlösung erzeugtem NaCl-Aerosols mit Partikeldurchmesser im Bereich von 0,05 µm bis 2 µm. Die Konzentrationsbestimmung erfolgt mit Hilfe spektralanalytischer Methoden (Gelbfärbung einer Flamme!).

Stabilität der turbulenzarmen Verdrängungsströmung: Die Trägheit der von Ventilatoren angetriebenen Strömung muß thermischen Auftrieb überwinden können, ohne daß an den umströmten Körpern Turbulenzzonen in einem größeren unvermeidbaren Ausmaß entstehen.

Statische Elektrizität: Vorwiegend durch Reibungsaufladung entstehende Ladungsanhäufung, die zu elektrischen Feldern führt. Ausgleich u. U. durch Funken, der zündfähige Gemische zu zünden in der Lage ist.

Staubspeicherfähigkeit: Die Masse des abgeschiedenen und in der Flächeneinheit eingelagerten Staubes (bei üblichen HOSCH-Filtern größenordnungsmäßig um 10^2 Gramm pro Quadratmeter.

Stückprüfung: Prüfung jedes gefertigten Schwebstoff-Luftfilters mit einer geeigneten Methode (z. B. DOP, Sodium-Flame- und ggf. Lecktest).

Temperatur: Thermodynamische Zustandsgröße, die mit (trockenen!) Thermofühlern (Thermometern) gemessen wird.

Turbulenz: Statistisch verteilte, ungeordnete Schwankungen der Strömungsgeschwindigkeit, die quantitativ als Turbulenzgrad angegeben werden kann. Turbulenz darf nicht mit Wirbeln verwechselt werden.

Turbulenzarme Verdrängungsströmung: Strömungsform, bei der der gesamte zur Strömungsrichtung senkrecht liegende Raumquerschnitt mit gleichförmiger Geschwindigkeit von der Raumluft durchströmt wird. Die Strömung entspricht einer gleichgerichteten Kanal-Anlaufströmung mit großer Reynold-Zahl. Verunreinigungen in der Raumluft werden verdrängt; daher: Lüftung mit turbulenzarmer Verdrängungsströmung: turbulenzarme Verdrängungslüftung (Kennzeichnung: Geschwindigkeit der Strömung).

Turbulenzreiche Strahlströmung: Strömungsform, bei der die Zuluft als Strahl in den Raum eingeblasen wird. Der Strahl erzeugt eine innere Zirkulationsströmung (das etwa 10–40fache des eingeblasenen Volumenstromes!!). In den turbulenten Randzonen des Strahls vermischt sich die Zuluft mit der Raumluft. In der Raumluft vorhandene Verunreinigungen werden verdünnt; daher: Luftung mit turbulenzreicher Strahllüftung auch turbulenzreiche Verdünnungslüftung (Kennzeichnung durch Luftwechselzahl, d.h. auf das Raumvolumen bezogener Zuluftvolumenstrom).

Turbulenzgrad: Der Turbulenzgrad ist definiert durch folgende Gleichung

$$TU = \frac{100}{w} \sqrt{\frac{1}{3}\overline{w_x^2} + \overline{w_y^2} + \overline{w_z^2}} \;\%,$$

wobei w der Betrag der Strömungsgeschwindigkeit, w_x^2, w_y^2 und w_z^2 die quadratischen Mittelwerte der turbulenten Geschwindigkeitsschwankungskomponenten nach den drei Raumkoordinaten x, y und z darstellen. Der Turbulenzgrad der turbulenzarmen Verdrängungsströmung übersteigt im allgemeinen 10% nicht.

Typprüfung nach DIN 24184: Prüfung von Schwebstoff-Luftfiltern auf das Einhalten vorgegebener Abscheidegrenzen, die einmal an einem Typ einer Konstruktion durchgeführt wird und ggf. in gewissen Zeitabständen wiederholt wird. Geprüft wird mit

a) Paraffin-Ölnebel (thermisch erzeugt),
b) radioaktiv markiertem natürlichen Luftaerosol,
c) frisch erzeugtem Quarzstaub (in Sonderfällen); daneben wird ein Lecktest durchgeführt (Ölfadentest).

Vertikalstrom: Die turbulenzarme Verdrängungsströmung wird senkrecht geführt.

Vorfilter: Luftfilter mit geringerer Abscheidewirkung, die zur Entlastung nachgeschalteter Feinfilter eingesetzt werden.

Wirbel: Zirkulationsströmung um einen Wirbelkern als drehungsfreie Potentialströmung (Potentialwirbel) oder um eine Strömungssenke bzw. Strömungsquelle als drehungsbehaftete Senker- bzw. Wellströmung. Bei der LF-Reinraumtechnik wichtig: Wirbelpaare (Karman-Wirbel) die sich bei der Strömungsablösung an umströmten Körpern ausbilden, ablösen und abklingend mit der Strömung „fortschwimmen" sowie (relativ) stationäre Wirbelpaare in strömungstoten Gebieten. Dort kann ein Partikeltransport scheinbar gegen die Stromungsrichtung erfolgen.

Wirkungsgrad: Aus dem Unterschied der Verfärbung zweier Filterpapiere, eines mit Luft von dem zu prüfenden Luftfilter beaufschlagt, eines mit der im Prüfling gereinigten Luft, ermitteltes Maß für die Abscheidewirkung.

8. LF-Raum-im-Raum- und Total-Raum-Installationen (bis 1. 11. 1975)

W. SATTEL

LF-Raum-im-Raum- und Total-Raum-Installationen sind nach unserer Kenntnis in bisher 60 Universitätskliniken und Krankenanstalten des deutschsprachigen und europäischen Gebietes in Funktion. Es soll ausdrücklich darauf hingewiesen werden, daß die im Bau oder in der Planung befindlichen Projekte in der oben angegebenen Zahl nicht enthalten sind (Tab. 12).

Es sollte aus dieser Aufstellung keine Wertigkeit für das eine oder andere System abgeleitet werden, da aufgrund der stürmischen Entwicklung auf diesem Gebiet in den letzten Jahren in Universitätskliniken und Krankenhäusern, die

Tabelle 12. Raum-im-Raum- und Ganzraum-OP-Säle [1])

Nr.	Installationsort	Fall-strom-Kabine (FK)	Fall-strom-raum (FR)	Quer-strom-Kabine (QK)	Quer-strom-Raum (QR)
1	Stadtkrankenhaus Offenbach	—	—	—	1
2	Krankenhaus Konstanz	—	—	—	1
3	Universität Freiburg	1	—	—	—
4	Orth. Klinik Frankfurt	1	—	—	—
5	Orth. Univ.-Klinik Hamburg-Eppendorf	1	—	—	—
6	Evang. Krankenhaus Ratingen	1	—	—	—
7	Orth. Klinik Berlin-Steglitz	1	—	—	—
8	Univ.-Klinik München-Großhadern	2	—	—	—
9	Chiemsee-Klinik	1	—	—	—
10	Rheuma-Zentrum Bad Abbach	1	—	—	—
11	Orth. Klinik Heidelberg	1	—	—	—
12	Klinik „Rechts der Isar", München	—	—	—	1
13	Krankenhaus Essen	1	—	—	—
14	Krankenhaus Rheydt	1	—	—	—
15	Inselspital Bern (Schweiz)	2	—	—	—
16	Kantonspital Basel (Schweiz)	2	—	—	—
17	Kantonspital Nidwalden, Stans (Schweiz)	1	—	—	—
18	Landeskrankenhaus Graz, Graz, Österreich	—	1	—	—
19	Arbeitsunfall-Krankenhaus, Wien	2	—	—	—
20	Stadtspital Triemli, Zurich, Schweiz	—	—	—	1
21	Ospedale San Giovanni Bellinzona, Bellinzona/Italien	—	—	—	1
22	Landeskrankenhaus St. Polten, Österreich	—	1	—	—
23	Laborgebäude Inselspital Protek-Stiftung, Bern, Schweiz	1	—	—	—

LF-Raum-im-Raum- und Total-Raum-Installationen (bis 1 11. 1975)

Tabelle 12 (Fortsetzung)

Nr.	Installationsort	Fall-strom-Kabine (FK)	Fall-strom-Raum (FR)	Quer-strom-Kabine (QK)	Quer-strom-Raum (QR)
24	Clinicas Medicas Marbella, Spanien	2	—	—	—
25	Orth. Klinik Wichernhaus Altdorf, Altdorf bei Nurnberg	2	—	—	—
26	St. Petrus-Krankenhaus, Bonn	—	—	—	1
27	Filderklinik Stuttgart-Bonlanden	—	—	—	1
28	Stadtkrankenhaus Hof/Saale	1	—	—	—
29	Stadtkrankenhaus Memmingen	—	—	—	1
30	St. Thomas Hospital, London	1	—	—	—
31	Kantonspital, Schaffhausen	1	—	—	—
32	Arbeitsunfallkrankenhaus Linz, Österreich	1	—	—	—
33	Orthop. Klinik u Poliklinik der Univ Munster	—	—	1	—
34	Chirurgische Kliniken u. Polikliniken der Universitat Gottingen	—	—	—	1
35	Neues Klinikum, Gottingen	—	—	—	4
36	Chirurgische u. Orth Klinik, Kiel	—	—	1	—
37	Herzogin-Elisabeth-Heim, Braunschweig	—	—	1	—
38	Orth. Univ Klinik u Poliklinik, Tubingen	—	—	1	—
39	Chirurgische Klinik Zagreb/Jugoslawien	—	—	1	—
40	Shabanco Hospital, Teheran/Iran	—	—	1	—
41	Stadt Krankenanstalten, Osnabruck	—	—	1	—
42	LVA-Krankenhaus Muhlenberg, Malente-Gremsmuhle	—	—	—	1
43	Allgem Krankenhaus Hamburg-Wandsbek	—	—	1	—
44	Stadt Krankenhaus Luneburg	—	—	—	1
45	Gemeinnutzige Chirurgische Privatklinik Munchen-Solln	—	—	—	1
46	Universitats-Kinderklinik im Dr. von Hauner'schen Kinderspital, Munchen	—	—	1	—
47	LWV-Orthop Klinik, Kassel	—	—	1	—
48	Stadt. Krankenhaus Fulda	—	—	—	1
49	St. Johannis-Krankenhaus Landstuhl	—	—	1	—
50	LWV-Orthop. Klinik Wiesbaden	—	—	1	—
51	Medizinische Hochschule Hannover	1	—	—	—
52	Chirurg. Klinik der Univ Tubingen	—	—	—	1
53	Orth. Klinik Bolnica Ljubljana, Jugoslawien	—	—	1	—
54	Stadt. Unfall-Klinik, Dortmund	1	—	1	—
55	Orth Klinik, Wurzburg	—	—	1	—
56	St Josef-Hospital Bochum	—	—	1	—
57	Unfall-Chirurg Klinik Universitat Gießen	—	—	1	—
58	Orthop Univ Klinik, Bonn-Venusberg	—	—	1	—
59	Erweiterung Orthopadische Univ -Klinik, Bonn-Venusberg	—	—	1	—
60	Krankenhaus Augsburg	—	—	—	1

[1]) LF — deutscher und europaischer Sprachraum. Die Installationsorte wurden uns freundlicherweise von LF- und Klimafirmen in der Schweiz und Deutschland benannt Bis 1972/73 waren in den USA 300 Raum-im-Raum oder Totalraum-LF-Raume in Betrieb Zwischenzeitlich durfte die Zahl auf das Doppelte angestiegen sein (einschließlich Raume zur Intensivpflege)

sich besonders der Implantatchirurgie gewidmet haben, ein großer Nachholbedarf bestand. Nur in wenigen Krankenhausneubauten konnte von vornherein das LF-System planerisch und klimatechnisch mit berücksichtigt werden. Bei den meisten Installationen handelt es sich um ein nachträglich in ein vorhandenes Raumprogramm installiertes LF-System des einen oder anderen Types. Die örtlichen Gegebenheiten haben zweifelsohne die Entscheidung in die eine oder andere Richtung beeinflußt. Die Auswahl erfolgte nicht zuletzt oft aufgrund finanzieller Erwägungen. Letztendlich muß sich jedoch jeder Chirurg selbst für eine der möglichen Lösungen entscheiden. Voraussetzung und Entscheidungshilfe können nur eine gründliche Kenntnis des LF-Systems und daraus sich ableitende Überlegungen hinsichtlich des anfallenden Operationsspektrums sein. Die in der Vergangenheit oft emotional geführten Diskussionen über das Für und Wider einzelner Anwendungstypen des LF sollten heute ausgeräumt sein und dürften einer sachlichen Wertung Platz gemacht haben.

Da das LF-System die Regeln der Asepsis nicht ersetzen will und kann, wie aus den vorausgegangenen Kapiteln ersichtlich ist, sollte bei der Entscheidung zur Installation eines Reinraum-Operationssaales auch die Notwendigkeit berücksichtigt werden, sich selbst als Operateur und gleichermaßen das beschäftigte Personal den erforderlich werdenden technischen und von der Gewohnheit abweichenden Umstellungen zu unterwerfen (s. Kapitel 4.3, Reinraumgerechtes Verhalten).

9. Hinweise auf Richtlinien, Normen und Empfehlungen für Operationsräume und LF-Anlagen

H.-J. STRAUSS

1. Grundsätze für Arbeitssicherheit in Operationseinrichtungen (OpG) Stand Oktober 1968.
   Herausgeber: Berufsgenossenschaft für Gesundheitsdienst- und Wohlfahrtspflege, Bundesarbeitsgemeinschaft der gemeindlichen Unfallversicherungsträger, Hamburg.

2. US-Federal Standard 209 b (vom 24. 4. 1973, dieser Standard ersetzt 209a vom 10. 8. 1966). Die Originalfassung kann bei der General Administration, Specification Activity, Printed Materials Supply Divisions, Building 197, Naval Weapons, Plant, Washington, D.C. 20407 oder eine Übersetzung bei deutschen Klimafirmen bezogen werden.

3. VDI 2083, Bl. 1, Reinraumtechnik, Grundlagen, Definitionen und Festlegung der Reinheitsklassen VDI 2083, Bl. 2, Bau, Betrieb und Wartung.

4. DIN 1946, Lüftungstechnische Anlagen, Lüftung in Krankenanstalten.
   Die DIN 1946 sowie die Entwürfe VDI 2083 sind beim Verein Deutscher Ingenieure
   VDI-Fachgruppe technische Gebäudeausrustung
   —Heizungs-, Klima-, Haustechnik—
   4000 Düsseldorf 1
   Graf-Recke-Str. 84
   erhältlich.

5. Richtlinie für die Erkennung, Verhutung und Bekämpfung von Krankenhausinfektionen. Bundesgesundhbl. 19, No. 1, v. 9.1.1976.

10. Literaturverzeichnis

1. ABRAMS, G.D., BISHOP, J.E. Effect of the normal microflora on gastro-intestinal motility. Proc Soc exp. Biol (N.Y.) **126**, 301 (1967).
2. AGLIETTI, P., SALVATI, E.A, WILSON, P.D : A study of the effectivness of a surgical unidirectional filtered air flow unit during total prosthetic replacements of the hip. Arch. orthop. Unfall-Chir. **77**, 257 (1973)
3. ALLANDER, C., ABEL, E : Investigation of a new ventilating system for clean rooms. Med Res. Eng. **3**, 28 (1968).
4. ALLGOWER, M., SIEGRIST, J.: Verbrennungen. Berlin-Gottingen-Heidelberg: Springer 1957.
5. ANDERSEN, J.D., COX, C S. Microbial Survival Symp. Soc. Gen Microbiol **17**, 203 (1967).
6. ANDERSEN, J.D., GILLESPIE, W A., RICHMOND, M H.· Chemotherapy and antibiotic resistance transfer between Enterobacteriaceae in the human gastro-intestinal tract. J. med. Microbiol **6**, 461 (1973).
7. Anonym: US-Federal Standard 209a.
8. Anonym: DIN 1946.
9. Anonym· VDI-Richtlinie 2083: Reinraumtechnik.
10. Anonym· Liste des Bundesgesundheitsamtes.
11. Anonym: IV. Liste der Deutschen Gesellschaft fur Hygiene und Mikrobiologie, Stand 1. Januar 1974. Öff. Gesundh.-Wes **36**, 376 (1974).
12. AUSTIN, P.R., TIMMERMAN, S.W. Design and Operation of Clean Rooms Detroit: Business News Publ 1965.
13. BARCLAY, T.L.· Control of Ps. Pyocyanea in the Regional Burns Centre at Pinderfields Hospital, Wakefield. J Roy Coll. Surg. Edinb. **12**, 250 (1967).
14. BAR, P.O., BIRKE, G, LILJEDAHL, S O., PLANTIN, L.D. Oxygen Consumption and Water Loss During Treatment of Burns with Warm Dry Air. Lancet **1968 I**, 164
15. BATCHELOR, A.D.R., SUTHERLAND, A.D., COLVER, C.H.: Sodium Balance Studies Following Thermal Injury. Brit J plast. Surg. **18**, 130 (1965).
16. BAZIN, H., MALDAGNE, P., SCHONE, E., GRABBÉ, P A, BAULDON, H., HEREMANS, J F : The metabolism of different immunoglobulin classes in irradiated mice. V Contribution of the gut to serum IgA levels in normal and irradiated mice Immunology **20**, 571 (1971)
17. BECHTOL, CH.O.. The use of total vertical laminar air systems in Surgery Contamination Control **10**, 18 (1971).
18. BERG, R, SAVAGEM, D.C.: Immunological responses and microorganisms indigenous to the gastrointestinal tract. Amer. J clin. Nut. **25**, 1364 (1972).
19. BERNARD, H.R.· Reduction of dissemination of skin bacteria by modification of operating room clothing and by ultraviolett irradiation. Lancet **1965 II**, 461
20. BIRKE, G., LILJEDAHL, S O., OLSSON, K.E., PLANTIN, L.O.. Total Exchange and Insensible Loss of Water in Severe Burns During the First Two Weeks Acta chir. scand. **136**, 125 (1970).
21. BODEY, G.P : Laminar air flow unit for patients undergoing cancer chemotherapy. Advanc. Exp Med. Biol. **3**, 19–26 (1969)

22. BODEY,G P., GEHAN,E A., FREIREICH,E.J., FREI,E.II: Protected environment prophylactic antibiotic program in the chemotherapy of acute leukemia Amer. med. Sci **262**, 138 (1971).
23. BODEY,G P, GEWERTZ,B · Microbiological Studies of a Laminar-Air-Flow Unit for Patients Arch Environm Hlth **19/6**, 798 (1969)
24. BODEY,G P, HART,J., FREIREICH,E.J , FREI,E.. Studies of a patient isolator and prophylactic antibiotics in cancer chemotherapy. Cancer **22**, 1018 (1968)
25. BODEY,G P., LOFTIS,J , BOWEN,E . Protected environment for cancer patients Results with gentamycin sulfide therapy Arch intern. Med. **122**, 23 (1968)
26. BOITZY,A , ZIMMERMANN,H. Komplikationen bei Totalprothesen der Hufte Arch orthop. Unfall-Chir. **66**, 192 (1969)
27. BOTZENHARDT,K., MEIER,C Hygienische Untersuchungen am Ster-Air-Bett Krankenhaus **12**, 500 (1971)
28. BOURDILLON,R.B , COLEBROOK,C · Air hygiene in dressing rooms for burns of major wounds Lancet **1965 I**, 561
29. BROWN,C , SCHNEIDER,R J · Potential pathogens in the environment *Klebsiella pneumoniae* a taxonomic and ecological Engina Appl. Microbiol. **25**, 900 (1973)
30. BULL,J P Fluid and Elektrolyte Exchange in Burns. Proc. Roy Soc Med **47**, 229 (1954)
31. BURKE,J.E · Identification of the sources of staphylococci contaminating the surgical wound during operation Ann Surg. **158**, 898 (1963).
32. CHARNLEY,J · A clean-air operating enclosure Brit J. Surg **51**, 202 (1964)
33. CHARNLEY,J · Acrylic Cement in Orthopaedic Surgery. Edinburgh-London Livingstone 1970.
34. CHARNLEY,J., EFTEKAR,N. Postoperative infection in total prostetic replacement arthroplasty of the hip-joint with special reference to the air of the operating room Brit J. Surg **56**, 641 (1969)
35. CHARNLEY,J , EFTEKHAR,N . Penetration of gown material by organisms from the surgeons body Lancet **1969 II**, 1972
36. COHEN,S.. Fluid Augmentation During the Eschar Phase of Burn Healing Trans IV int. Congr plast. reconstr. Surg., Rome 1967, p 251 (1969)
37. CONTAMINATION CONTROL Blackwent Publ. Co , 1605, Cahuenga Blvd , Los Angeles, Calif 90028, USA
38. Contamination Control Principles NASA-Publication SP — 5045 (1968), (gekurzte Fassung in. Contamination Control, Ausg Juni 1968, p 10) Blackwent Publ Co., 1605 Cahuenga Blvd , Los Angeles, California 90028, USA
39. COOKE,E M , HETTIARA,I G T , BUCK,A C Fate of ingested Escherichia coli in normal persons J med Microbiol **5**, 361 (1972).
40. COOKE,E , SHOOTER,R A , O'FARRELL,S.M.. Faecal carriage of *Pseudomonas aeruginosa* by newborn babies Lancet **1970 II**, 1045
41. CORIELL,L J Medical application of dustfree rooms: II Elimination of ariborne bacteria from an operating theater J Amer med Ass. **203**, 134 (1968)
42. CORIELL,L L , BLAKEMORE,W S , McGARRITY,G G J Medical applications of dustfree rooms: II Elimination of airborne bacteria from an operating theater J Amer med Ass. **203**, 1038 (1968)
43. COTTA,H , SCHULITZ,K P , STADTLER,J Unsere Erfahrungen mit der Rotationsprothese In · Der totale Huftgelenkersatz (H Cotta, K P Schulitz, Hrsg), S 130 Stuttgart Thieme 1973
44. DANKERT,J · Biotyping of Enterobacteriaceae· A method to determine the efficacy of the barrier function of isolation units In · Germfree Research, p 59 New York Academic Press 1973
45. DAVIES,C N Aerosol London-New York · Science Academic Press 1962
46. DAVIES,R R , NOBLE,W C.. Dispersal of bacteria and desquamated skin Lancet **1962 II**, 1295
47. DIN 24 184: Typprufung von Schwebstoff-Luftfiltern
48. DEVENISH,E A., MILES,A.A : Control of staphylococcus aureus in an operating-theatre Lancet **1939 I**, 1088

49 DIETRICH, M. · Schriftliche Mitteilungen, Nov. 1973.
50. DIETRICH, M., FLIEDNER, T M., KRIEGER, D.. Germfree technology in clinical medicine production and maintenance of gnotobiotic status in man. In: Germfree Research, p. 21. New York: Academic Press 1973
51. DINEEN, P.: Penetration of surgical draping material by bacteria. Hospitals **43**, 82 (1969).
52. DUGUID, J P. · The numbers and the sites of origin of the droplets expelled during expiratory activites. Edinb med. J. **52**, 385 (1945).
53 DUGUID, J. P., WALLACE, A T. · Air infection with dust liberated from clothing Lancet **1948**, 845.
54. EICKHOFF, T. C., BRACHMANN, P. S., BENNET, J. V., BROWN, J. F.. Surveillance of nosocomial infections in community hospitals I Surveillance methods, effectiveness and initial results J. infect. Dis. **120**, 305 (1969).
55. ENGELHARDT, P . Besonderheiten der vertikalen Kolbenströmung in der sterilen Operationskabine. Arch. orthop. Unfall-Chir. **81**, 255 (1975).
56. EORTC Gnotobiotic Project Group. Protocol for an evaluative study of the protective effect of isolation systems and decontamination in patients with high susceptibility to infection. Europ J. Cancer **8**, 367 (1972)
57 FALLON, R H., MOYER, C. A.. Rates of Insensible Perspiration Through Normal, Burned, Tape Stripped and Epidermally Dennded Living Human Skin Amer J. Surg. **158**, 915 (1963).
58. Federal Standard: Federal Standard 209, Dez. 16, 1963 Revised Federal Standard 209 a, Aug. 10, 1966 Revised Federal Standard 209 b, April 24, 1973.
59 Federal Standard: 209 b (USA), Deutsche Übersetzung. Ceag-Schirp Reinraumtechnik, VDI Richtlinie Reinraumtechnik VDI 2083 Bl. 1 (1975).
60. FEIFEL, G., LINKE, K., WEISSTHANNER, J., MANZ, R : Infektionsgefährdung chirurgischer Patienten durch gramnegative Keime. Fortschr Med. **86**, 597 (1968).
61. FEINGOLD, D S. · Hospital acquired infections. New Engl. J. Med. **283**, 1384 (1970).
62. FORD, C R , PETERSON, D. E., MITCHELL, C. R.: An appraisal of the role of surgical face masks. Amer. J Surg. **113**, 787 (1967)
63. FOX, G. · A Study of the Application of Laminar Flow Ventilation of Operating Rooms. Public Health Monograph No. 78, US Department of Health, Education and Welfare, US Government Printing Office, Washington, D C. 202402 (1969).
64. FRETER, R. Parameters affecting the association of vibrios with the intestinal surface in experimental cholera. Infect. Immun. **6**, 134 (1972)
65. FRIEDLANDER, S. K. The Theorie of Aerosol Filtration. A. I. Ch. E J. **3**, 43 (1957); dazu auch: Laudt, E.. Physikalische Betrachtungen zum Faserfilter. Gesundh.-Ing. **77**, 139 (1956).
66. GALSON, E., GODDARD, K R : Hospital Air Conditioning and Sepsis Control. ASHRAE Journal (N Y.) **10**, 33 (1968).
67. GANZONI, N.. Die Therapie der schweren Verbrennungen Dtsch med. Wschr. **93**, 765 (1968).
68. GANZONI, N , MEYER, K.. Aspekte der bakteriologischen Überwachung im Behandlungszentrum fur Schwerverbrannte im Kantonspital Zurich. Helv. chir. Acta **36**, 534 (1969).
69 GIERHAKE, F W. · In: Chirurgie der Gegenwart, Bd. I. Teil 7, S. 1 Stuttgart Thieme 1974.
70. GINSBERG, M. K., GLOR, G., SHADOMY, S., NICHOLS, G. A : The RES-System — A Concept of Reverse Isoloation Military Medicine **131**, 421 (1966).
71. GOETZ, A.: Basic Problems in the Detection of Microbiological Air Pollution. Amer. Indust. Hyg. Ass. Quat. **16**, 113 (1955).
72. GORDON, L. E., RUML, D., HAHN, H. J., MILLER, C P.: Studies on susceptibility to infection following ionizing radiation. J exp. Med. **102**, 413 (1955).
73. GREENE, V. W., VELSLEY, D.: Method for evaluating effectiveness of surgical masks J Bacteriol. **83**, 663 (1962).
74. HAENEL, H . Human normal and abnormal gastro-intestinal flora Amer J clin. Nutr. **23**, 1433 (1970).

75. HAYNES, JR , B W , BRIGHT, R.. Burn Coma Syndrome Associated with Severe Burn wound Infection J. Trauma **7**, 464 (1967).
76. HAYNES, JR., B.W., HENCH, M E.· Hospital Isolation System for Preventing Cross contamination and Pseudomonas Organism in Burn Wounds Ann Surg. **162**, 641 (1965)
77. HERSH, E M , BODEY, G.P., NIES, B.A , FREIREICH, E J . Causes of death in acute leukemia J Amer med. Ass **193**, 105 (1965).
78. HILGER, H.G : Die Eignung des Casella-Schlitzsammlers fur den Bakteriennachweis in Stall-Luft. Ges.-Ing **90**, 51 (1969)
79. HIPP, E Beobachtungen im Operationstunnel (Horizontalflow) mit Bildverstarker-Fernsehsystemen Arch orthop Unfall-Chir **78**, 255 (1974).
80. HIRSHFELD, J W , LAUBE, P J. Surgical masks Surgery **9**, 720 (1941)
81. HOLLAND, J.· Acute leukemia psychological aspects of treatment In. Boerhaave series for Postgraduate Medical Education· Cancer Chemotherapy (F Elkerbout, P Thomas, A. Zwaveling, Eds), p 292. Leiden University Press 1971
82. HORTIG, H P Kontaminationsausbreitung bei Laminar-Flow-Beluftung in Reinraumen Chem Ing. Techn **41**, 1043 (1969)
83. HORTIG, H P.. Untersuchungen uber den Transport von Aerosolen in Reinraum-Anlagen. Dechema-Monographie, Bd. 75, 229 (1974), Chemie-Verlag, Weinheim/Bergstraße
84. HORTIG, H P . Untersuchungen uber den Einsatz des Laminar-Flow-Prinzips im Sterilbereich der pharmazeutischen Fertigung. VDI-Bericht **147**, 52 (1970)
85. HORTIG, H P , MUHL, W Partikelzahl-Verteilung hinter Leckstellen in Reinraumanlagen. Haustechnik **23**, 129 (1972)
86. HUMEL, R.P., MACHILLIAN, B G., MALEY, M , ALTEMEIER, W A.. Reserve Isolation in the Treatment of Burns. J. Trauma **10**, 450 (1970)
87. HURTIENNE, H.: Vergleiche zwischen mehreren Verfahren zur Bestimmung des Keimgehaltes der Stall-Luft unter verschiedenen Bedingungen Dissertation FU Berlin (1967)
88. JELENKO, C , BUXTON R. W · The Calorie Sifnificance of Postburn Surface Water Loss Surgery **62**, 994 (1967)
89. JUNGE, CH : Air Chemistry and Radioactivity New York· Academic Press 1957
90. KANZ, E.. Hospitalismusfibel, 2 Aufl Kohlhammer, Stuttgart 1966
91. KENT, T H., OSBORNE, J W , WENDE, C M · Instestinal flora in whole body and intestinal X-irradiated rats. Radiat. Res **35**, 635 (1968)
92. KOCH, H., RIESSNER, D. Infektionsquellen der meist todlich verlaufenden Pseudomonas-Sepsis und des Pseudomonas-Hospitalismus. Med Welt **19**, (N F), 486 (1968)
93. KONING, J DE , VAN DER WAAIJ, D , VOSSEN, J M , VERSPRILLE, A , DOOREN, L J Barrier nursing of an infant in a laminar cross-flow bench Maandschr Kindergeneesk **38**, 1 (1970)
94. KOSLOWSKI, L . Zur Pathophysiologie und Allgemeinbehandlung schwerer Verbrennungen, neuere Einsichten und Erfahrungen Chirurg. **41**, 385 (1970)
95. KRAMER, G : Infektionsprobleme in einer Intensivstation und erste Ergebnisse einer Prophylaxe. Eurokontamination Paris 1971, p 295
96. KRAMER, G Die Therapie der Verbrennungen unter den Bedingungen des Laminar-Flow- (LF) Systems Langenbecks Arch Klin Chir , Suppl. Chir Forum, S 7 (1972)
97. KRAMER, G. Offene Wundbehandlung unter den Bedingungen des LF-Systems Symposion fur Reinraumtechnik, Zurich 1972, S 117
98. KRAMER, G Untersuchungen uber den Einfluß des Laminar-Flow-Systems auf Verbrennungskranke (im Druck)
99. KRAMER, G.· 4jahrige Erfahrungen mit Laminar-Air-Flow bei Verbrennungskranken In International Symp on Contamination Control, London, 1974, Christchurch Dorset: Christchurch Printing Co Ltd 1974
100. LANGMUIR, I Theory of Filtration of Smokes OSRD-Report 865 (1942).
101. LATTUADA, C.P , MILLER, C , WAGNER, M Report of the Committee on standardized procedures for the microbiological monitoring of gnotobiotic animals Amer Ass Gnotobiot **7**, 351 (1968)
102. LEMBPERLE, G.· Die Funktion des RES nach schweren Verbrennungen In Verbrennungskrankheiten, S 51 Stuttgart-New York· Schattauer 1969

103. LEVI, J A, VINCENT, P. C, JENNIS, F., LIND, D. E., GUNZ, F. W : Prophylactic oral antibiotics in the management of acute leukemia. Med. J. Aust. **1**, 1025 (1973).
104. LEVINE, A. S., SIEGEL, S. E., SCHREIBER, A. D., HAUSER, J., PREISLER, H., GOLDSTEIN, I. M., SEIDLER, F., SIMON, R., PERRY, S., BENNET, J. E., HENDERSON, E. S.: Protective environments and prophylactic antibiotics. A prospective controlled study of their utility in the therapy of acute leukemia. New Engl. J. Med. **288**, 477 (1973).
105. LIDWELL, O M : Microbiology of the Atmosphere and Airborne Infection Medical Climatology. New Haven/Connecticut · Elisabeth Licht 1964.
106. LINENMEIER, G.. Bakteriologie der Verbrennung. In: Verbrennungskrankheiten, S. 15. Stuttgart-New York: Schattauer 1969
107. LIVESTONE, E. M., SPIRO, H. M., HERSH, T., FLOCH, M. M.: The gastro-intestinal microflora of irradiated mice. I. Relationship of mucosa and microflora in weanling mice Yale J. Biol. Med. **42**, 439 (1970).
108. LIVSTONE, E. M., HERSH, T., SPIRO, H. M., FLOCH, M. H. · The gastro-intestinal microflora of irradiated mice. II. Effect of oral antibiotic administration on the colonic flora and survival of adult mice. Yale J. Biol Med. **42**, 449 (1970).
109. MARCH, C. · Laminar Air flow concepts for the hospital operating room. Bericht uber die Unfallmedizinische Tagung in Göttingen, 14.–15. April 1972, Hauptverband der gewerbl. Berufsgenossenschaften e. V., Bonn, Heft 14.
110. MAY, K. R.: Physical Aspects of Sampling Airborne Microbes. Symp. Soc. Gen Microbiol. **17**, 60 (1967).
111. MCDADE, J. G., WHITCOMB, E W., RYPHA, W. J., WHITFIELD, W. J., FRANKLIN, C. M.: Microbiological studies conducted in a vertical laminar air flow surgery. J. Amer. med. Ass. **203**, 125 (1968)
112. MEYEROWITZ, R. L., MEDEIROS, A. A., O'BRIEN, T. F.: Recent experience with bacillemia due to gram negative organisms. J. infect. Dis. **124**, 239 (1971).
113. MEYNELL, G G : Antibacterial mechanisms of the mouse gut II The role of Eh and volatile fatty acids in the normal gut. Brit. J. exp. Path **44**, 209 (1963).
114. MICHAEL, J. G., RINGENBAEK, R , HOTSTEIN S : The antimicrobial activity of human colostrum antibody in the newborn J. infect. Dis. **124**, 445 (1971).
115. MONTGOMERIE, J. Z., DOAK, P B., TAYLOR, D. E. M., NORTH, J. D. K.: Klebsiella in faecal flora of renal transplant patients. Lancet **1970 II**, 787.
116. MULLER, F. E.: Grenzen der Behandlungsmoglichkeiten und Mortalität schwerer Verbrennungen. Hefte z. Unfallheilk. **87**, 121 (1966).
117. NELSON, J P : Reinraum-Operationsraume. Bericht uber die Unfallmedizinische Tagung in Gottingen 14.–15 April 1972, Hauptverband der gewerbl Berufsgenossenschaften e. V. Bonn, Heft 14, S 253.
118 NOBLE, W. C.: Sampling Airborne Microbes. Symp. Soc. Gen. Microbiol. **17**, 81 (1967).
119 OZAWA, A., FRETER, R.: Ecological mechanism controlling growth of *Escherichia coli* in continuous flow cultures and in the mouse intestine J. infect. Dis. **114**, 235 (1964).
120. PATTERSON, F. P., BROWN, C S · The McKee-Farrar total hip replacement J Bone Jt. Surg **54-A**, 257 (1972).
121. PETRAS, E. · Zur Isolierung von Luftkeimen mittels feinporiger Filter. Arch. Mikrobiol. **55**, 93 (1966).
122. POTTER, J.: Clean Air in The Exposure Treatment of Burns. Lancet **1964 II**, 1358.
123. PREISLER, H. D., GOLDSTEIN, I. M., HENDERSON, E. S.: Gastro-intestinal "sterilization" in the treatment of patients with acute leukemia. Cancer **26**, 1076 (1970).
124. PUBLIC HEALTH MONOGRAPH NR. 60: Sampling Microbiological Aerosols. US Department of Health, Education and Welfare; Public Health Service (1964).
125. RAYNOR, G. S.: Variation in Entrance Efficiency of a Filter Sampler with Air Speed, Flow Rate, Angle and Particle Size. Amer. Ind. Hyg **31**, 294 (1970).
126. REGENSCHEIT, B. · Modellversuche zur Erfrischung der Raumströmung in belufteten Raumen. Staub **29**, 14 (1959).
127. REGENSCHEIT, B.. Die Archimedes-Zahl-Nennzahl zur Beurteilung von Raumstromungen. Gesundh.-Ing. **91**, 172 (1970).

128. Revised Federal Standard· Clean Room and Work Station Requirements, Controlled Environment. Revised Federal Standard 209 b, April 1973 Washington
129 RIEDIGER, G.: Teilchenzahlung und Teilchengrößenanalyse mit dem quantitativen Fernsehmikroskop Quantimet 720. Staub **32**, 96 (1972)
130. RIEMENSNIEDER, D. K : Quantitative aspects of shedding of micro-organisms by humans Nat. Aeronaut. Space Administr. NASA SP **108**, 97 (1966).
131 ROTTER, M., KOLLER, W : Sammlung von Luftkeimen mit Gelatine-Filtern Zbl Bakt. Hyg , I. Abt. Orig B **157**, 257 (1973).
132 RUDEN, H., BOTZENHART, K. Untersuchungen zur Frage des Wachstums abgeschiedener Mikroorganismen. Gesundh.-Ing **95**, 318 (1974).
133 RUSSENBERGER, H J.. Keimgehalt der Raumluft in Abhangigkeit der Belegung und des Luftwechsels. Dissertation ETH-Zurich, Nr 5230 (1974).
134. SACHS, A Immunosuppression in Severe Burns. In: Verbrennungskrankheiten, S 63. Stuttgart-New York Schattauer 1969
135 SAFI, R., SCHREIBER, A. Ergebnisse der Huftendototalplastik. Z. Orthop. **110**, 83 (1972)
136 SAINT MARTIN, B.: Le confinement intégral au service de la médicine et de la chirurgie. In . Reinraumtechnik (H U. Wanner, Hrsg), Bd I Schweizerische Gesellschaft fur Reinraumtechnik, Baden/Schweiz (1972).
137. SATTEL, W.: Experimentelle und klinisch-bakteriologische Untersuchungen in „Laminar-Flow"-Raumen Habilitationsschrift, Gottingen 1973
138 SATTEL, W.: Untersuchungen mit polydispersem NaCl-Aerosol und Scintillationsteilchenzahler in einem Cross-Flow-Operationssaal. In· Internationales Symposium f. Reinraumtechnik (W. H Weihe, H U Wanner, Hrsg), Bd I, S 90 Solothurn/Schweiz· Vogt-Schild 1973.
139. SATTEL, W , SCHOEPPE, K.· Bauliche und organisatorische Auswirkungen einer Operationsabteilung mit Laminar-Flow-Raumen. Das Krankenhaus **64**, 204 (1972)
140 SCHICHT, H. H Stromungsverhaltnisse im Wundbereich bei simulierten Operationen in einem reinen Raum mit vertikaler Kolbenströmung. In· Sulzer-Forschungsheft, S. 37 Winterthur/Schweiz· Sulzer 1973.
141 SCHUBERT, E.. Experimentelle Untersuchungen bei der Anwendung der turbulenzarmen Verdranungsstromung im Operationssaal Dissertation, Gottingen 1974
142 SELDEN, R , LEE, S , WANG, W L L , BENNET, J V , EICKHOFF, T C . Nosocomial Klebsiella infections: Intestinal colonization as a reservoir Ann intern Med **74**, 657 (1971).
143 SHOOTER, R. A , COOKE, E M , GAYA, H , KUMAR, P , PATEL, N Food and medicaments as possible sources of hospital strains of *Pseudomonas aeruginosa* Lancet **1969 I**, 1227
144. SHOOTER, R. A , COOKE, E. M , ROUSSEAU, S A., BREADEN, A. L . Animal sources of common serotypes of E coli in the food of hospital patients Possible significance in urinary tract infections. Lancet **1970 II**, 226.
145. SHOOTER, R. A , FAIERS, M C , COOKE, E. M , BREADEN, A. L , O'FARRELL, S M . Isolation of E. coli, Ps aeruginosa and Klebsiella from food in hospital, canteens and schools Lancet **1971 II**, 390.
146 SHOOTER, R. A , SMITH, M A , HUNTER, C J W.: A study of surgical masks Brit J Surg **47**, 246 (1959)
147 SHOOTER, R A , WALKER, K A , WILLIAMS, V R , HORGAN, G M., PARKER, M T , ASHESHOV, E H., BULLIMORE, J E Faecal carriage of Pseudomonas aeruginosa in hospital patients Possible spread from patient to patient. Lancet **1966 II**, 1331
148. SKORNIK, W. A., DRESSLER, P Burn Wound Dressing: I. Effect on Insensible Water Loss. J Trauma **11**, 317 (1971)
149 SOLBERG, C. O., MEUWISSEN, H J , NEEDHAM, R. N., GOOD, R A., MATSEN, J M Infectious complications in bone marrow transplant patients Brit med J **1971 I**, 18
150 SOMERVILLE, D A. The normal flora of the skin in different age groups Brit J Derm **81**, 248 (1969).
151. SPEER, U.: The operating nurse in a laminar air flow clean room. Contamination Control **11**, 9 (1972).
152. STOKES, E A., MULCASTER, K D. Air filtration. Steam and Heating Engineer **10**, 3 (1969).

153. SUNDELL, B. Treatment of Burns with Warm and Dry Air In: Verbrennungskrankheiten S 137. Stuttgart-New York: Schattauer 1969.
154. THOMSEN, M : The Burns Unit in Copenhagen. V. The Role of Infection. VI. Infection Rates. VII. Time of Onset and Duration of Infection VIII. Bacteriology. IX. Occurence of Septicaemia 1961–1968. Scand J. plast Reconstr. **4**, 45 u. 126 (1970).
155. TSCHERNE, H.: Personl. Mitteilung.
156. TOURVILLE, D., BIENENSTOCK, J , THOMAS, T. B.: Natural antibodies of human serum, saliva and urine reactive with *Escherichia coli*. Proc. Soc. exp Biol (N.Y.) **128**, 722 (1968).
157. VAN DER WAAIJ, D , DE VRIES, J. M., LEKKERKERK, J. E. C.: Eliminating bacteria from monkeys with antibiotics In· Infections and Immunosuppression in Subhuman Primates, p 21. Copenhagen: Munksgaard 1970.
158. VAN DER WAAIJ, D., ANDREAS, A. H.. Prevention of airborne contamination and crosscontamination in germfree mice by laminar flow. J Hyg. **69**, 83 (1971)
159. VAN DER WAAIJ, D , BERGHUIS-DE VRIES, J. M , LEKKERKERK-VAN DER WEES, J. E. C.: Colonization resistence of the digestive tract in conventional and antibiotic treated mice. J. Hyg. **69**, 405 (1971).
160. VAN DER WAAIJ, D , BERGHUIS, J. M., LEKKERKERK, J. E C.. Colonization resistance of the digestive tract of mice during systemic antibiotic treatment. J. Hyg. **70**, 605 (1972).
161. VAN DER WAAIJ, D., DE VRIES, J. M , LEKKERKERK-VAN DER WEES, J. E. C : Colonization resistance of the digestive tract and the occurrence of spread of bacteria to lymphatic organs in mice. J. Hyg. **70**, 55 (1972)
162. VAN DER WAAIJ, D., DIETRICH, M.· Evaluative study of patients with acute leukemia under gnotobiotic conditions by the Gnotobiotic Project Group of the European Organization for Research on Treatment of Cancer (EORTC) In: Germfree Research, p. 49. New York. Academic Press 1973.
163. VAN DER WAAIJ, D., VOSSEN, J M., KORTHALS ALTES, C.: Patient isolators designed in the Netherlands In: Germfree Research, p. 31. New York: Academic Press 1973
164. VAN DER WAAIJ, D., BERGHUIS, J. M.: Determination of colonization resistance of the digestive tract of individual mice. J. Hyg **72**, 10 (1974).
165. VAN DER WAAIJ, D., BERGHUIS-DE VRIES, J. M : Selective elimination of Enterobacteriaceae species from the digestive tract in mice and monkeys J Hyg **72**, 205 (1974).
166. VDI-Richtlinie: Feinheitsbestimmungen an technischen Stauben VDI 2031 (1962).
167. VINCENT, J G., VEOMETT, R. C., RILEY, R. F.: Relation of indigenous flora of the small intestine of the rat to post irradiation bacteremia. J Bact **69**, 38 (1955)
168. VOSSEN, J. M , VAN DER WAAIJ, D . Reverse isolation in bone marrow transplantation· ultra clean room compared with laminar flow technique. Europ. J. clin. Biol. Res. **6**, 457 u. 564 (1972).
169. VOSSEN, J. M , DOOREN, L. J., VAN DER WAAIJ, D.. Clinical experience with the control of the microflora In: Germfree Research, p. 97. New York: Academic Press 1973.
170 VOSSEN, J M , VAN DER WAAIJ, D : Recolonization after decontamination: clinical experiences. In· Airborne Transmission and Airborne Infections, p 549. Utrecht: Oosthoek 1973
171 VRIES, DE, M. J., VOS, O.: Delayed mortality of radiation chimeras: A pathological and hematological study. J. Nat. Cancer Inst. **23**, 1403 (1959).
172. WAGENKNECHT, L. V., MADSEN, P. O. Experimentelle Prufung der Effektivitat chirurgischer Gesichtsmasken. Chirurg **45**, 184 (1974).
173. WALTER, E.· Zur Frage der Teststaube und der Meßmethodik bei der Prufung von Luftfiltern. Staub **21**, 306 (1961).
174. WANNER, H. U., DEUBER, A.: Methodische Untersuchungen zum Nachweis von Bakterien in der Luft. Arch Hyg. **153**, 316 (1969).
175. WANNER, H. U., RUSSENBERGER, H. J., KLOTZ, F.: Bestimmungen des Partikel- und Keimgehaltes in der Luft von Laboratorien und Operationssalen. In: Reinraumtechnik I· Berichte des Internationalen Symposiums fur Reinraumtechnik, Zurich, 18—20. Oktober 1971 (W. H. Weihe, H. V. Wanner, Hrsg.). Solothurn: Vogt und Schild 1973.
176. WEBER, B. G.: 1½ Jahre Erfahrung mit einer Sterilbox im Operationssaal. Unfallmedizinische Tagungen der Landesverbande der gewerblichen Berufsgenossenschaften Hrsg.: Hauptverband d. gewerblichen Berufsgenossenschaften e V. Bonn, Heft 14 S 245 (1972)

177. Weber, B. G., Stühmer, G., Meierhans, L.: Sterile Operationsboxen. Z Orthop. **109**, 803 (1971).
178. Weber, B. G., Stuehmer, G., Meierhans, R.: Die Bekleidung des Operationsteams in einer sterilen Operationskabine. In: Internationales Symposium f. Reinraumtechnik. Reinraumtechnik I, S. 132 Solothurn: Vogt-Schild 1973
179. Weihe, W. H.: Konvektiver Warmeverlust von Versuchstieren im horizontalen Laminarflow. Internationales Symp fur Raumraumtechnik Zurich 1972 Ref in Chem. Rundschau **25**, 1499 (1972).
180. Wensinck, F., Ruseler-van Embden, J. G. H.: The intestinal flora of colonization resistant mice. J. Hyg. **69**, 413 (1971).
181. Whitby, J. L., Rampling, A.: *Pseudomonas aeruginosa* contamination in domestic and hospital environments Lancet **1972 I**, 15.
182. Whitcomb, C.: Technical lecture series on industry and microbial contamination control Palo Alto/Calif.: Stanford University 1969.
183. Whitfield, W J: A new approach to clean-room design. Reprint No SC-4673 (RR). Albuquerque/New Mexico: Sandia Corp. 1962.
184. Whitfield, W. J.: State of the art (Contamination control) and laminar-air-flow-concept: Conference on clean room specifications. Reprint No SCR-652 Albuquerque/New Mexico: Sandia Corp 1963.
185. Williams, R C., Gibbons, R. J: Inhibition of bacterial adherance by secretory immunoglobulin A. A mechanism of antigen disposal. Science **177**, 697 (1972)
186. Wilson, P D., Amstutz, H. C., Czerniecki, A., Salvati, E. A., Mendes, D. G: Total hip replacement with fixation by acrylic cement J. Bone Surg. **54-A**, 207 (1972).
187. Wostman, B. S: Nutrition of the germfree mammal Ann. N Y Acad Sci. **78**, 175 (1959)
188. Yates, G., Bodey, G P: Laminar air for cancer patients. Contamination Control **7**, 20 (1968).
189. Yow, M. D., Yow, E M.: Kanamycin, Neomycin und Paronomycin. Pediat. clin. N Amer. **10**, 1043 (1961)
190. Zimmermann, W. E., Bannert, C., Knothe, G., Mittermayer, Ch.: Funktionelle und biochemische Veranderungen des retikuloendothelialen Systems der Leber beim Verbrennungsschock und deren mogliche Auswirkung auf die Infektion. In Verbrennungskrankheiten, S. 35 Stuttgart-New York. Schattauer 1969
191. Zinck, K. H.: Die Verbrennungskrankheit. Hefte f Unfallheilk. **47**, 10 (1954).

11. Stichwortverzeichnis

Abklingzeit 79
Abluftabsaugung 38
Abnahmeuntersuchung 8
Abrieb 122
Abriebfestigkeit 122
Abscheidegrad 11, 82, 122
Abscheideminimum 13
Abscheidewirkung 13
Abscheidung nach FRIEDLANDER 11
— — LANGMUIR 11
Adsorptionsfilter 9
Aerosol 122
Aerosoldurchlaßgrad 125
Aerosolkonzentration 122
Aerosolphotometer 8, 22, 122
American Gnotobiotics Association 117
Andersen-Sampler 84
Anemometer 90
Anpreßvorrichtung 122
Anströmgeschwindigkeit 122
Antistatische Ausrustung 122
ARCHIMEDES-Zahl 30
ASHRAE-Staub 122
ASHRAE-Test 122
Atemluft 74
Atemluftabsaugung 26, 73
Aufladung, elektrische 122
Aufnahmerahmenkonstruktion 19, 122
Aufprallverfahren, s. a. Keimnachweis 82
Auftriebskraft 30
Ausschleußung aus Isolator 118
Ausschußrate 40
Ausspülen 25

Bakterienflora, endogene 103, 115
—, potentiell pathogene 103
Baukastensystem 46
Behaglichkeit 123
Besiedelung, intestinale 104
Besiedelungsresistenz 103, 116
Betrieb, s. a. Wartung 89
Betriebsablauf 58
Betriebskosten 35

Betriebszustand 50
Bewegungsfreiheit 74
Burton-Hill-Programm 25

Cascade-Impactor 84
Charnley-Greenhouse 38, 40
Checkliste, s. a. Betrieb und Wartung 89
Cleen-Bench 111
Contamination-Control 33, 123
Cross-Contamination, s. a. Querkontamination 70
Cross-Flow, s. a. Querstrom und Horizontal-Strom 123
CUNNINGHAM 5

Darmtrakt 115, 116
Dauerbetrieb, s. Betrieb und Wartung 89
Deckenleuchten 69
Dekontamination, antibiotische 116
Dichtesitz (HOSCH-Filter) 19, 90, 123
Dichtung 123
Differentialdruckmanometer 89
Diffusionsabscheidung 12
Diffusionskoeffizient 12
Dioctylphtalatnebel 8, 112
Diskriminator, s. a. Partikelzähler 7, 112, 126
DOP-Test 20, 21, 123
Down-Flow, s. a. Fallstrom und Vertikal-Strom 34, 123
Druck, dynamischer 23
—, statischer 23
Druckdifferenz 19, 123
Druckkammer 19
Durchlaßgrad 21, 123
Durchspulungseffekt 69

Eigenkontamination 101
Elektrostatische Aufladung 128
Enddruckdifferenz 123
EORTC (European Organization for Research on Treatment of Cancer) 120
Erstluft, s. a. First-Air und Primarluft 19, 26, 123

Stichwortverzeichnis

Faecesflora 108
Fallstrom, s. a. Down-Flow und Vertikalstrom 30, 34
Fallstrom-Kabine 44
Faserfilter 9
Faserdurchmesser 10
Faseroberfläche 10
Faservolumen 10
Federal-Standard 209b 22
Filterpack 19
Filterstandzeit 90
Filterwand 124
Filterwiderstand 90
Filtration 82
First-Air, s. a. Primärluft 35
Flächendesinfektion 90
Flügelradanemometer 90
Flusen 73
Freistrahl 25
FRIEDLANDER-LANGMUIR-Theorie 11

Ganzkörperbestrahlung 104
Gelatinefilter, s. a. Keimnachweis 54, 84
Geräuschentwicklung 46
Gesamtdruck, s. a. Druck 23
Gesichtsmasken 71
Glove-Box 124
Gnotobiotic Project Group 117
Greenhouse 38, 40
Grenzschicht 124

Halblast, s. a. Tag-Nacht-Schaltung 50
Hautkeime 71
Helmabsaugung 38, 55, 73, 76, 77
HEPA-Filter 124
Hitzdrahtanemometer 90
Horizontal-Strom, s. a. Cross-Flow und Querstrom 27, 30, 126
HOSCH-Filter 11, 17, 124
—, Aufbau 17
—, Druckdifferenz 20
—, Filterelemente 17
—, Prüfung 20, 21
—, Standzeit 20, 73, 90
Hygiene im Reinen Raum 124

Induktionsverhältnis 25
Infektion, exogene 102, 115
Infektionsresistenz, verminderte 102
Infektionsrisiko 110
Intensivpflege 92
Investitionskosten 35
Isokinetische Probenahme 82
Isolator-Ausschleusung 118
Isolatorsysteme 38, 110
Isolator-Wirksamkeit 117

JUNGE-Verteilung 3, 127

Kaltlichtquelle 69
Karman-Wirbel 129
Keimabgabe 23, 71
Keim-Abklatsche 71
Keimbesiedelung 101
Keime, Abscheidegrad 82
—, Andersen-Sampler 84
—, Aufprallverfahren 82
—, Cascade-Impactor 84
—, endogene 101
—, Filtration 82
—, Gelatinefilter 54, 84
—, Pegel 26
—, Sedimentation 30, 82, 127
—, Slitsampler 83
—, Technik 81
Keimnachweis 81
Keimzahlbestimmungen 81, 95
Keimzählung 95
Klebsiella 96
Kleidung, s. a. Operationskleidung 57, 71ff.
Klimaanlage 27, 124
—, Primärkreis 27
—, Sekundärkreis 27
—, Überprüfung, s. a. Wartung 89
—, Zentrale 23
Kolbenströmung 26
Konditionserhaltung 74
Kontaktinfektion 101
Kontamination, experimentelle 103
—, orale 107
Kontaminationskörper 31, 55, 125
Kontaminationsquelle 31
Korngrößenverteilung 3, 122
Körperluftabsaugung, s. a. Helmabsaugung 73
Kosten, s. a LF-Systeme 46, 52, 53
Kosten-Nutzen-Relation 53
Krankenhausplanung 68
Kreuzkontamination 54

Laminar-Flow, s a turbulenzarme Verdrangungsstromung 1, 26, 34, 128
Langmuirscher Ansatz 11
Leck 125
Leckfreiheit 8, 88, 90
Leckkontrolle 90
Leckprüfung 22
Lecktest 125
Leitfähigkeit, elektrische 122
Leukämie 120
LF (Laminar-Flow) 26, 125
—, Cleanroom-Technology 125
—, Denkmodelle 63, 67, 68
—, Geräuschentwicklung 46

—, Großraum 65
—, Isolatoren, Tierversuche 102
—, Kosten 52, 53
—, Luftwechsel 24
—, Organisation 71, 78, 80, 88
—, Raum-im-Raum 42
—, Reinraumtechnik 1, 26, 33, 34, 125
—, Entwicklung
—, geschichtliche 33
—, Systeme 34, 40
—, Totalraum-Lösungen 47
—, Verbrennung 92
Lichtstreuung 125
Luftaerosol 20
Luftduschen 125
Luftfiltertechnik 9, 125
Luftführung 63, 67, 68
Luftgeschwindigkeit 79
Luftsammelgerat 83 ff., 91
Luftstrom 24
Luftverunreinigingen 1
Luftwechselzahl 24, 25
Luftzustand 125

Massenkonzentration 122
Materialdurchreiche 125
Medizintechnik 68
Mischstromung, turbulente 79
Montagekosten, s. a. Kosten 46

Nachtschaltung, s. a. Halblast 89
Nahrung, sterile 114
—, Sterilisation 117
Nutzungsdauer, s. a. Operationsraumplanung 49

Oberflache, antistatisch 31
Operationsabteilung 58
—, konventionelle 58 ff.
—, Vorraume 66
Operationskleidung 57, 71—73
—, Abriebeigenschaften 71
—, Durchlässigkeit 71
—, Entflammbarkeit 71
—, Flachengewicht 71
—, Saugfähigkeit 71
Operationsleuchten 55, 69
Operationsmasken 55, 71
Operationsraumplanung 58
Operationssaal 25
Organisation im LF, s. a. Reinraumgerechtes Verhalten 71

Panoramascheibe, s. a. Helmabsaugung 38, 55, 73, 76, 77
Paraffinölnebel 8, 20
Paraffinölnebeltest 21

Partikel 125
Partikelabgabe 22
Partikelabrieb 69
Partikelbestimmungen 7
Partikelbewegungen 125
Partikeldurchmesser 3, 4, 126
Partikelemission, s. a. Abrieb 22, 126
Partikelgroßenverteilung 7
Partikelkonzentration 2, 24, 126
Partikeltransport 31
Partikelzähler 7, 112, 126
Pecletsche Zahl 12
Porenvolumen 10
Primärkreis 27
Primarluft, s. a. First-Air und Erstluft 35
Probeentnahme 82
—, isokinetische 82
—, Luftkeime 81
Prufaerosol A, B, C 21

Quarzstaub 129
Quellstarke 23, 26
Querausbreitung 31
Querkontamination 70
Querstrom, s. a. Cross-Flow und Horizontal-Flow 30, 42, 126
—, Kabine 33
—, experimentelle Untersuchungen 54
Quertransport 126

Raumbeleuchtung, spezielle 69
Raumstromung 26
Reibungsaufladung 128
Reine Werkbank 111, 126
Reiner Arbeitsplatz 126
Reiner Raum 126
Reinheit 127
Reinheitsgrad 127
Reinheitsklasse 127
Reinraum-Technik 127
—, gerechtes Verhalten 78, 80, 88
Rekontamination 39, 118
Restturbulenz 31, 126
Reynoldsche Zahl 11, 28, 29, 127

Scheuerdesinfektion 90
Schild, s. Helmschild und Helmabsaugung 38, 55, 73—77
Schleusen 127
Schwebstoff-Luftfilter 127
Sedimentation 30, 82, 127
Sekundarkreis 27
Sinkgeschwindigkeit nach STOKES 3
Slit-Sampler 83
Sodium-Flame-Test 20, 21, 127

Space-Suit 73
Spenderflora 119
SPF (specific pathogen free) 107
Standzeit (HOSCH-Filter) 20, 73, 90
Statische Elektrizität 128
Staubkonzentration 3
Staubspeicherfähigkeit 128
Staubteilchen 9
Staubflügelmeßgeräte 90
Sterilbox 42
Stirnlampe 69
STOKES-Durchmesser 4, 127
STOKES-Geschwindigkeit 4, 30
STOKES-Gesetz 127
Strahlluftung, turbulente 25
Streulichtmeßgeräte 6
Strömung, laminare 28
—, turbulente 28
Stuckprüfung 128

Tag-Nacht-Schaltung, s. a Halblast 50
Taupunkt 124
Temperatur 128
Testaerosole 20
Tischstellung (OP-Tisch), s. a. Reinraumgerechtes Verhalten 78, 80, 88
Trägheitsabscheidung 12
Trägheitskraft 28
Turbulenz 1, 28, 128
Turbulenzarme Verdrängungsströmung s. a. LF 1, 26, 34, 128
Turbulenzgrad 129
Turbulenzreiche Strahlluftung 40, 128
Turbulenzreiche Verdünnungsluft 23
Turbulenz-Stabilität 127
Tyndalleffekt 125
Typprüfung (Filter) 20, 129

Umbauarbeiten 46
Unterdruckgebiet 23
US-Federal-Standard 209 36

Vakuumpumpe 74
VDI 2083 127
Ventilator 20
Verbrennungskranke 92
Verdünnungsfaktor 23, 25
Verdünnungsluftung 23
Vergußmasse 19
Verschmutzungsgrad 89
Vertikalstrom, s. a Down-flow und Fallstrom 27, 34, 124
Verunreinigung 34
Verunreinigungspegel 25, 26
Verunreinigungsquellen
Vorfilter 129

Wärmeenergie 23
Wartung, s. a Betrieb 89
—, Intervalle 90
Wegeführung 59
—, nach G FRIESEN 59
—, nach LOHFERT 60
—, nach NEDELJKOV 61
—, nach RIETHMULLER 60
Wirbelzonen 129
Wirkungsgrad 129
Wundabstriche 101

Zähigkeit 28
—, dynamische 28
—, kinematische 28
Zähigkeitskraft 28
Zellenrahmen 19
Zirkulationsströmung 26
Zuluftstrom 23
Zwischendecke, s a. LF-Systeme 44

Handbuch der experimentellen Pharmakologie

Handbook of Experimental Pharmacology

Heffter-Heubner / New Series
Editorial Board:
G. V R. Born, O. Eichler,
A. Farah, H. Herken,
A D Welch

Band 16
Erzeugung von Krankheitszuständen durch das Experiment
Experimental Production of Diseases

Herausgeber: O. Eichler

Infektionen I

Experimentelle Invasionen bzw. Erzeugung von Krankheiten durch Metazoen bei Laboratoriumstieren. Experimentelle Infektionen mit pathogenen Protozoen. Die experimentelle Virusinfektion. Experimentelle Infektionen mit Tuberkelbakterien. Bearbeitet von Erhardt, A.; Hinz, E.; Klone, W.; Lammler, G., Meske, C.; Piekarski, G.; Thermann, H , Wagner, W.-H 1964. 181 Abb XII, 483 Seiten, (Erzeugung von Krankheitszuständen durch das Experiment. Experimental Production of Diseases 9)
Geb DM 195,–; US $ 85.80
ISBN 3-540-03147-2

Infektionen II

Erzeugung von Infektionen durch Pseudomonadaceae und Achromobacteraceae durch Bartonellaceae, durch Salmonellen und Shigellen, durch anaerobe Sporenbildner der Gasbrandgruppe und Kokken Das Tierexperiment mit tierpathogenen Corynebakterien Bearbeitet von Berger, U ; Caselitz, F H ; Hartwigk, H.; Linzenmeier, G , Wigard, R., 1966. 80 Abbildungen. XVI, 563 Seiten (Erzeugung von Krankheitszustanden durch das Experiment Experimental Production of Diseases 10)
Geb DM 220,–, US $ 96 80
ISBN 3-540-03531-1

Infektionen III

Erzeugung von Krankheitszustanden durch Sproßpilze und Schimmelpilze Bacillus anthracis und andere aerobe Sporenbildner. Bearbeitet von Gillissen, G ; Seeliger, H P R ; Werner, H 1967 252 Abb. VIII, 381 Seiten. (Erzeugung von Krankheitszustanden durch das Experiment. Experimental Production of Diseases 11/A)
Geb DM 195 –, US $ 85 80
ISBN 3-540-03840-X

Infektionen IV

Experimental Infections by Spirochaetes; by Spirilla Chemotherapeutics Active on Syphilis Experimentelle Infektionen durch Vibrionen, durch Bakteroidazeen. Verhutung von Laboratoriumsinfektionen. Bearbeitet von Babudieri, B.; Bader, R. E , Ullmann, U.; Werner, H.; Winkler, H. 1973 29 Abb XI, 316 Seiten (55 Seiten in Englisch) (Erzeugung von Krankheitszustanden durch das Experiment Experimental Production of Diseases 11/B)
Geb DM 195,–, US $ 85 50
ISBN 3-540-06290-4

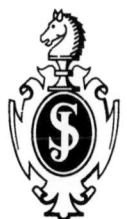

Springer-Verlag
Berlin
Heidelberg
NewYork

Preisanderungen vorbehalten

Infektionskrankheiten

4 Bände. Herausgeber: O. Gsell; W. Mohr Sonderpreis für Kaufer des Gesamtwerkes
DM 944,–; US $ 415.40

1. Band

Krankheiten durch Viren

Teil 1: Krankheiten durch nachgewiesene Viren. Teil 2: Wahrscheinlich virusbedingte und virusähnliche Krankheiten.
Bearbeiter: Blaškovič, D.; Bock, H. E.; Fanconi, G.; Briolet, B.; Germer, W. D.; Gibbels, E.; Gsell, O.; Gugler, E.; Harnack, G.-A. von; Henneberg, G.; Knüttgen, H.; Libikova, H.; Lippelt, H.; Löffler, H.; Lüthy, F.; Malamos, B.; Mayer, J. B.; Mohr, W.; Oehme, J.; Paccaud, M. F.; Rechenberg, H. K. von; Regamey, R. H.; Reimann, H. A.; Rieger, H.; Rossi, E.; Said, M. E.; Scheid, W.; Seifert, G.; Siede, W.; Siegert, R.; Stüttgen, G.; Sonck, C. E.; Tönz, O.; Weisse, K. 243 z.T. farbige Abb. XVI, XII, 1198 Seiten, 1967
Geb. DM 380,–; US $ 167.20
ISBN 3-540-03880-9
2 Teile, die nur zusammen abgegeben werden.

2. Band

Krankheiten durch Bakterien

Bearbeiter: Braun, O. H.; Brodhage, H.; Caselitz, F. H.; Eckmann, L.; Erdmann, G.; Fey, H.; Germer, W. D.; Gsell, O.; Höring, F. O., Hottinger, A.; Joppich, G.; Knapp, W.; Krampitz, H. E.; Lippelt, H.; Marti, H. R.; Mohr, W.; Oldershausen, H. F von; Piller, M.; Pulver, W.; Regamey, R. H.; Reimann, H. A.; Schaller, K. F.; Schoen, R.; Schulten, H; Seeliger, H.; Spitzy, K. H.; Walther, G., Wigand, R., Wundt, W., Zach, J.
239 Abb. XII,XII, 1034 Seiten, 1968.
Geb. DM 380,–; US $ 167.20
ISBN 3-540-04200-8
2 Teile, die nur zusammen abgegeben werden.

3. Band

Mykosen, Aktinomykosen und Nocardiosen, Pneumokokken- und Klebsiellenerkrankungen

Bearbeiter: Arzt, G. H.; Gsell, O.; Hartung, M.; Klutsch, K.; Krech, U.; Modde, H; Salfelder, K.; Seeliger, H. P.; Sonnabend, W.; Wegmann, T. 73 Abb. XI, 311 Seiten, 1969.
Geb. DM 130,–; US $57.20
ISBN 3-540-04568-6

4. Band

Rickettsiosen und Protozoenkrankheiten

156 Abb., davon 11 mehrfarb., XV, 705 Seiten, 1972.
Geb. DM 290,–; US $ 127.60
ISBN 3-540-05905-9
Bearbeiter: Asshauer, E.; Bücken, E. W.; Fernex, M.; Gsell, O.; Haas, J.; Hartmann, M. G.; Herrmann, J.; Höring, F. O.; Jaffé, L.; Köberle, F.; Konigk, E.; Mohr, W.; Piekarski, G.; Ruge, H.; Sagher, F.; Walter, R. D; Weyer, F.
Einführung: Die hier behandelten Rickettsiosen, darunter das Fleckfieber und Protozoeninfektionen, wie Malaria, Schlafkrankheit, Amobiasis und Toxoplasmose waren früher vor allem in Tropengegenden anzutreffen Heute sind sie für jeden Arzt, Kliniker und Mikrobiologen hoch aktuell geworden.

Preisänderungen vorbehalten

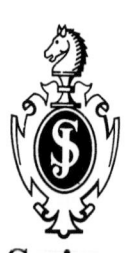

Springer-Verlag
Berlin
Heidelberg
NewYork

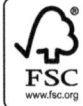

If you have any concerns about our products,
you can contact us on
ProductSafety@springernature.com

In case Publisher is established outside the EU,
the EU authorized representative is:
**Springer Nature Customer Service Center GmbH
Europaplatz 3, 69115 Heidelberg, Germany**

Printed by Libri Plureos GmbH
in Hamburg, Germany